In der Ehehölle gibt es keine Wolke 7

Martina Woknitz

Martina Woknitz

In der Ehehölle gibt es keine Wolke 7

Mein Leben an der Seite eines Monsters

AUTOBIOGRAFISCHER ROMAN

DeBehr

Herausgeber: Verlag DeBehr, Radeberg
ISBN: 9783957535085
Erstauflage: 2018

Prolog

Ich liege mit geschlossenen Augen auf meinem Bett. Draußen ist schönes Sommerwetter. Die warmen Sonnenstrahlen könnten meine geschundene Haut sanft streicheln. Das Gezwitscher der Vögel könnte mich beruhigen. Doch nichts dergleichen geschieht. Ich nehme nichts mehr wahr. Unfähig, mich zu rühren, liege ich auf dem Bett, traue mich nicht, meine Augen zu öffnen. Die Bilder der letzten Stunden laufen wie ein Film immer wieder vor meinem inneren Auge ab. Es war so schrecklich. Der scharfe, ziehende Schmerz in meinem Unterleib droht, mich zu zerreißen. Die Hämatome auf meinem Körper sind nicht zu übersehen. Schmerzen, Schmerzen, Schmerzen!!! Angst, Angst, Angst!!! Ich fühle mich hilflos in meinem Körper gefangen. Mein Mann Michael hat mich so schon so oft verletzt, vergewaltigt und gedemütigt. Ich ertrug es immer wieder. Viele, viele Jahre hatte ich die Hoffnung, es wird alles wieder besser. Ich wollte meiner Tochter den Vater und eine Familie erhalten.

Besser als meine Eltern wollte ich alles machen. Es ist mir nicht gelungen.

In meinem Elternhaus wurde ich von meinem eigenen Vater seit meinem 5. Lebensjahr missbraucht. Ich wandte mich hilfesuchend an meine Mutter. Diese schlug mir jedoch sofort ins Gesicht und schrie: “Nie wieder solche Lügen, hörst du? Was willst du denn noch? Du hast doch alles.” Also sagte ich nie wieder etwas und ertrug alles unter Tränen und Schmerzen. Niemals wollte ich für meine Tochter so eine Familie haben. Ich wollte Liebe, Harmonie und Spaß. Das wurde mir jedoch nicht gegönnt. Ich verliebte mich in einen Teufel, der lange Zeit sein wahres Gesicht verborgen hielt.
In meinem Buch “Papa, tu das bitte nicht” habe ich meine furchtbare Kindheit ausführlich und meine Ehehölle sowie mein weiteres Leben in einigen Situationen beschrieben.

In diesem Buch jetzt möchte ich auf meine schlimme Ehe eingehen. Diese war fürchterlich, demütigend und schmerzhaft.

Noch heute plagen mich Flashbacks und Albträume. Das Schlimmste jedoch für mich ist, dass es meiner Tochter nicht gelungen ist, ihr Leben in gute Bahnen zu lenken.
Sie hat zu viel Böses miterleben müssen, ihrer Mutter, zusammengeschlagen, zusammengebrochen helfen müssen. Sie war doch noch so klein. Ich habe zwanzig Jahre in dieser Ehe ausgeharrt und wenn ich zurückdenke, kann ich nur den Kopf schütteln. Warum habe ich das so lange mitgemacht? Warum habe ich mir das alles gefallen lassen? Die Antwort ist einfach: Ich hatte Angst. Ich wusste nicht wohin. Meine Eltern hatten das Sagen über mich, genau wie mein Mann. Ich hatte keine eigene Meinung zu haben!

Ich verspreche und schwöre Ihnen, dass alles, was ich in diesem Buch geschrieben habe, genau so passiert ist. Ich habe nicht übertrieben, eher untertrieben. Manche Situationen waren jedoch so schmerzhaft und entwürdigend, dass ich es nicht schaffe, sie aufzuschreiben. Im Vorfeld möchte ich mich für manche primitive und niveaulose Wortwahl entschuldigen. Aber leider redete Michael so mit mir und ich wollte alles wahrheitsgetreu schreiben.

Liebe Leserinnen und Leser, ich habe es geschafft. Ich habe mich befreit. Es war ein harter Weg dahin, wo ich heute bin. Ich habe immer noch Angst, aber die Angst beherrscht nicht mehr mein Leben. In mehreren Klinikaufenthalten habe ich gelernt, mit der Angst umzugehen.

Ich möchte mit diesem Buch Mut machen. Sollten Sie in einer ähnlichen Situation sein, wie ich es war, bitte befreien Sie sich, bitte holen Sie sich Hilfe. Sie sind mehr wert als Schläge und Vergewaltigungen.
Vor allem beschützen Sie Ihre Kinder – sie sind das Wertvollste, was wir besitzen – unsere Kinder und diese unschuldigen kleinen Wesen müssen geschützt werden, auch wenn es nur stumme oder weinende Zuschauer sind. Sie überstehen so etwas niemals ohne Schaden.
Tun Sie alles, was in Ihrer Macht steht, um

sich und Ihre Kinder zu befreien und das Leben als wertvoll kennenzulernen.

Ich verspreche es Ihnen, es lohnt sich.

1.

Ich war 22 Jahre alt und wohnte noch zu Hause bei meinen Eltern. Wenn man meine Geschichte kennt, fragt man sich, warum ich noch immer zu Hause wohnte. Meine Kindheit war geprägt von sexuellem Missbrauch durch meinen Vater, von Schlägen auch durch meine Mutter, von ständigem Streiten und Gebrüll meiner Eltern bis hin zu eingeschlagenen Türen und dem Zusammenschlagen meiner Mutter. Vielleicht beschützte sie mich deshalb nicht – weil sie selbst Angst hatte. Für mich ist das aber keine Entschuldigung. Sie hatte die Wahl zu gehen, ich hatte sie leider nicht, ich war noch klein. Ich war es gewohnt, den Mund zu halten und das zu tun, was von mir verlangt wurde. Meine Eltern hatten viel Viehzeug und einen großen Garten und Felder, da musste ich immer mithelfen. Auch im Haushalt hatte ich meine täglichen Pflichten. Ich hatte kaum Zeit für etwas anderes. Draußen mit Freunden spielen, war eher selten. So war es für mich normal, dass ich noch zu Hause wohnte. Was sollte ich auch sonst anderes tun? In eine eigene Wohnung ziehen? Unverheiratet? Das war in der ehemaligen DDR sehr schwierig. Meine Eltern hätten das auch nie erlaubt. Ja, auch mit 22 Jahren nicht. Mein Leben war beherrscht von Gehorchen und Angst. Des Weiteren hatte ich auch nicht die finanziellen Mittel, mir eine Wohnung einzurichten. Also harrte ich aus.

Eines Abends ging ich mit einer Freundin in unsere, im Ort befindliche Sportlergaststätte und da war er – Michael. Ich kannte ihn schon lange vom Sehen, da er auch aus unserem Ort stammte. Er sah verdammt gut aus. Michael war groß, durchtrainiert, hatte schulterlange, blonde Haare, war sechs Jahre älter als ich und er war ein guter Fußballer. An diesem Abend war er mit einigen seiner Fußballkumpels in der Gaststätte. Da nur noch wenige Plätze frei waren, setzten wir uns an den Tisch der Fußballer. Wir redeten alle, machten Witze und Michael war ein sehr guter Unterhalter. Ich habe so viel über ihn lachen müssen, es war einfach toll. Irgendwann saß er neben mir und wir unterhielten uns, tranken etwas. Michael war ein guter Zuhörer. Spätabends wurde es Zeit für mich, nach Hause zu gehen. Er wollte mich unbedingt nach Hause bringen und ich ließ es hocherfreut zu. Vor unserer Haustür nahm er mich in den Arm und küsste mich zärtlich. Ich schmolz nur so dahin. Ich hatte mich Hals über Kopf in Michael verliebt.

Wir trafen uns jedoch ganz selten, da ich ja kaum raus konnte. Am Tag war ich auf Arbeit, nachmittags zu Hause ging die Arbeit weiter und selbst mit meinen 22 Jahren bestimmten meine Eltern, wann ich abends raus durfte und wann nicht. Ja, ich ließ mir das gefallen. Ich kannte es nicht anders. Aber wir schafften es manchmal, uns zu treffen.

Nach einigen Wochen unserer Liebe erzählte ich meinen Eltern davon. Ich hatte unbeschreibliche Angst davor, am meisten vor meinem Vater. Aber ich wollte, dass meine Eltern wissen, dass ich verliebt bin. Das ist doch etwas Schönes und Eltern freuen sich doch darüber. Als ich es ausgesprochen hatte, dachte ich, meine Eltern fallen über mich her. Sie konnten sich gerade noch beherrschen. Sie beschimpften mich auf das Übelste. Es fielen Sätze, wie: “Der müsste dir früh, mittags und abends eine in die Schnauze hauen.” Das tat richtig weh. Unsere Liebe war noch so zart und meine Eltern redeten alles kaputt. Sie kannten Michael doch gar nicht wirklich. Mein Vater machte einen Schritt auf mich zu. Ich sah nur noch die hoch erhobene Hand und schon knallte es. Er schlug mich dermaßen brutal ins Gesicht, dass meine Nase sofort blutete. Meine Mutter schrie: "Du Schlampe, du wirst schon sehen, was du davon hast, wenn du bei dem bleibst." So ging es eine gefühlte Ewigkeit weiter. Ich weinte und weinte und dann hielt mich nichts mehr. Wie ferngesteuert lief ich aus dem Wohnzimmer, raus in die Veranda und dann zur rettenden Haustür. Meine Angst trieb mich vorwärts. Ich war draußen. Aber wohin? Ich lief zu Michael. Er wohnte in einem eigenen Haus, welches er von seiner Schwester abgekauft hatte. In der ehemaligen DDR waren die Hauspreise noch sehr moderat. Mit blutender Nase und in Tränen aufgelöst stand ich vor seiner Tür. Sollte ich klingeln? Was denkt er von mir? Aber ich hatte keine Wahl. Ich wusste nicht, wohin ich sonst gehen sollte.

Nach meinem Klingeln öffnete er fast gleich-

zeitig mit dem Läuten die Tür, sah mich erschrocken an und nahm mich in den Arm. Wir gingen ohne Worte in sein Haus und setzten uns in die Küche. Er gab mir ein Glas Wasser und fragte mich, was denn um Himmels willen passiert war. Ich erzählte ihm in groben Zügen, was bei mir zu Hause los war, was für eine fürchterliche Kindheit ich hatte. Aber ich erzählte nur von der Streiterei, den Schlägen und der ständigen Arbeit. Mehr konnte ich nicht sagen. Natürlich erzählte ich ihm die Einzelheiten dieses Abends genau. Er sagte zu mir: "Meine Tür steht immer offen für dich, du kannst jederzeit zu mir ziehen." Ich sah ihn unter Tränen an: "Wir kennen uns doch kaum." Michael nahm mich in den Arm, lächelte mich an: "Na und? Dann lernen wir uns eben richtig kennen. Du musst da raus. Das ist ja Wahnsinn."
In dieser Nacht schlief ich bei ihm. Zum Glück war es Wochenende und ich musste nicht zur Arbeit. Aber ich brauchte ja Sachen von mir. Michael ging zusammen mit mir in mein Elternhaus und ich konnte mir einige Sachen von mir holen. Das Wichtigste waren Anziehsachen. Meine Eltern würdigten mich keines

Blickes. Es war, als gäbe es mich gar nicht. Kein “Viel Glück Schatz” oder irgendetwas in der Art. Zu so etwas waren meine Eltern noch nie fähig, warum sollten sie es jetzt sein?
Ich brach den Kontakt zu meinen Eltern ab.

Ich wohnte bei Michael. Wir liebten uns abgöttisch. Aber jeder Tag bestand für mich aus Herzklopfen. Ich hatte immer Angst vor dem Abend und auch nur vor dem Zusammensitzen vor dem Fernseher. Was, wenn er Sex wollte? Irgendwann wird er es wollen. Kann ich das? Sex war für mich etwas Ekliges und Schmerzhaftes. Aber ich wollte alles dafür tun, dass es, wenn es so weit ist, schön für ihn wird, dass er mit mir zufrieden ist. Das war das Einzige, was zählte. Ich wollte alles perfekt machen und er soll mit mir zufrieden sein. Ich führte den Haushalt, kochte für uns und eines Abends war es dann so weit. Wir lagen im Bett, küssten uns. Seine Küsse wurden immer leidenschaftlicher. Innerlich erstarrte ich immer mehr, ich hatte unbeschreibliche Angst. Michael zog sanft mein Oberteil aus und streichelte zärtlich meine Brust. So sanft und zärtlich kannte ich es natürlich nicht. Ich kannte es

nur brutal. Aber das hier war Liebe, pure leidenschaftliche Liebe. Ich ließ mich fallen, ließ mich von ihm führen und es war wunderschön. Mein erster Sex aus Liebe. Was kann schöner sein?
Einige Wochen später spürte ich, dass sich mein Körper veränderte. Meine Brust spannte, meine Regel blieb aus. Michael begleitete mich zum Frauenarzt. Ich war schwanger. Herrgott, haben wir uns gefreut. Der werdende Papa war stolz wie Oskar. Er wirbelte mich herum, lachte, küsste mich immer wieder. Ich fühlte mich wie im siebten Himmel. Das Leben konnte so schön sein.
Wir waren zwar noch nicht lange zusammen und dann war ich gleich schwanger, aber das war mir egal. Ich hatte bald meine eigene Familie und nur das zählte für mich.

Schmerzlich vermisste ich jedoch ein schönes Elternhaus. Einen Ort, wo man hingehen kann, wenn es einem nicht gut geht, wenn man einen Rat braucht oder wenn man eine wunderschöne Nachricht hat. So etwas hatte ich leider nicht. Michael sprach mit mir darüber. "Schatz, lass uns doch zu deinen Eltern gehen und denen sagen, dass sie Oma und Opa werden.” Er kannte ja das ganze Ausmaß meiner Kindheit und Jugend nicht. Da ich von klein auf immer zu parieren hatte, stellte ich seine Ansicht nicht in Frage. Wir gingen, mit einer Flasche Sekt bewaffnet, zu meinen Eltern. Mir ging es überhaupt nicht gut. Ich hatte Herzrasen, dass ich dachte, mein Herz springt aus dem Brustkorb. Ich fühlte mich so elend und in die Zeit meiner Kindheit zurückversetzt. Meine Mutter stand nach dem Klingeln in der Tür und sah mich böse an. Am liebsten wäre ich wieder weggerannt. Michael jedoch lächelte entwaffnend und sagte: “Hallo Oma und Opa.” Bei seinen Worten hielt er die Flasche Sekt hoch. Mein Vater hörte, was an der Tür vor sich ging und kam zu uns. Er lächelte. “Na dann kommt mal rein.” Beim Reingehen gab er mir einen leichten Klaps auf den Po. Wie ich das hasste. Mein Herz raste. Der Abend verlief dann besser, als ich dachte. Meine Eltern schienen sich auf ihr Enkelkind zu freuen. Auf dem Heimweg sagte Michael zu mir: “Siehste, war doch gar nicht so schlimm. Deine Eltern sind doch ganz in Ordnung.“ Oh weia, wenn er wüsste.

2.

Während meiner Schwangerschaft bauten wir unser Haus um. Es war ein altes Haus mit zwei großen Räumen, einem kleinen Bad und einer großen Küche. Wir machten aus den zwei großen Räumen vier Räume. Selbst das war noch groß genug. Das Bad vergrößerten und die Küche verkleinerten wir. Wir konnten jedoch immer noch in der Küche einen Esstisch und Stühle hinstellen. Das gefiel mir sehr gut.

Aber der Umbau, unsere Arbeit, das Kinderzimmer schön einrichten, war richtig Stress. An Michael bemerkte ich es immer mehr. Er war oft gereizt und ich machte ihm nichts mehr recht. Er hatte immer irgendetwas an mir auszusetzen. Entweder schmeckte das Essen nicht, das Haus war nicht sauber genug und so weiter und so weiter.

Eines Tages kam er von Arbeit. Ich war im achten Monat schwanger und brauchte nicht mehr zu arbeiten. Zu Hause half ich jedoch bei der Renovierung, so viel ich konnte. Als er zur Tür reinkam, setzte er sich an den Tisch. Kein

Küsschen zur Begrüßung, kein „Hallo Schatz" – nichts. Ich hatte den Kaffeetisch schon gedeckt, schenkte ihm eine Tasse Kaffee ein. Dabei sah er mich böse an. Ich fragte: "Schatz, was hast du denn, warum schaust du mich so böse an?" Er antwortete nicht, er sah in seine Kaffeetasse. Ich probierte es noch einmal: "Habe ich etwas falsch gemacht, was ist denn los?" Plötzlich erhob er sich, stützte sich mit beiden Händen auf dem Tisch ab und sein Gesicht war mir ganz nah: "Das fragst du noch, du blöde Kuh?" Ich sah ihn an, wollte ihn beschwichtigen. "Schatz, bitte sag mir doch, was los ist." Da war es aus bei ihm. Ihm gingen die Sicherungen durch. Ehe ich mich versah, schlug er mir mit der flachen Hand ins Gesicht. Die Wucht war so heftig, dass mein Kopf so zur Seite flog, dass mir sogar mein Genick wehtat. Ich glaubte nicht, was da gerade vor sich ging. Was hatte ich getan? Ich traute mich jedoch nicht mehr zu fragen. Ich saß wie erstarrt am Tisch. Daher bemerkte ich gar nicht, dass er nicht mehr am Tisch saß. Michael stand plötzlich auf der anderen Seite neben mir und holte wieder aus. Ich bekam einen heftigen Schlag auf die andere Gesichtshälfte, sodass mein Gesicht zur anderen Seite flog. Dann griff er mir in die Haare und zog mich daran vom Stuhl hoch. Er schlug mich immer wieder mit der anderen Hand ins Gesicht. Eine Seite mit der Vorderhand und die andere Seite mit der Rückhand. Als wäre ich ein Punchingball. Ich weinte und schrie: "Bitte hör auf, du tust mir weh … bitte … bitte … hör auf!" Das stachelte ihn scheinbar immer mehr an. Er ließ meine Haare los und schlug mich überall hin. Jetzt allerdings mit der Faust. Ich wusste nicht, was ich zuerst schützen sollte – meinen Kopf oder meinen Bauch. Da war doch mein Baby drin. Er schlug mich bis in unsere Veranda. Dann öffnete er die Eingangstür und schubste mich hinaus. Allerdings hatten wir eine Treppe am Hauseingang. Ich fiel diese Treppe herunter. Die Eingangstür knallte zu und ich lag, vor Schmerzen gekrümmt, auf dem Hof. Nachbarn konnten mich nicht sehen, da unser Hof mit Mauern umgeben war. Auf unseren Hof gelangten wir von der Straße aus durch ein großes Tor.

Mein Kopf drohte vor Schmerzen zu platzen. Mein ganzer Körper tat mir weh. Ich versuchte, aufzustehen, aber es gelang mir nicht. Ich trug sein Kind unter meinem Herzen und er schlug auf mich ein? War ich denn wirklich nichts wert? Hatten meine Eltern doch recht?

So langsam gelang es mir, aufzustehen. In gebückter Haltung konnte ich stehen. Auf dem Hof stand eine kleine Bank, auf die setzte ich mich vorsichtig. Mir tat jeder einzelne Knochen weh. Nach einer gefühlten Ewigkeit ging die Haustür auf und er blaffte mich an: "Komm rein und mach endlich Abendbrot, du faules Stück!" Ich wusste gar nicht, wie mir geschah. Ich hatte Angst vor ihm, zum ersten Mal. Als ich reinkam, zitterte mein ganzer Körper. Ich war kaum in der Lage, das Essen zuzubereiten, so sehr zitterten meine Hände. Michael saß am Tisch und beobachtete jede meiner Handlungen. Das ließ mich fast wahnsinnig werden. Ich kochte Spaghetti Bolognese, das aß er gern. Somit hoffte ich, dass er sich wenigstens beruhigte. Als das Essen fertig war, schlang er es ohne Worte in sich rein. Zu mir sehend pampte er mich weiter an: "Wenn ich dich schon sehe … iss anständig Schlampe … ist ja ekelig …" Ich weinte stumme Tränen.

Endlich ging Michael aus der Küche. Ich konnte erst mal durchatmen. Ich räumte die Küche auf, ging ins Bad und da sah ich mich zum ersten Mal seit dem Übergriff im Spiegel. Ich war geschockt. Mein Gesicht war verquollen, ein Auge war blutunterlaufen. Auch am Körper hatte ich überall dunkle Flecken.
Ich stieg in die Wanne und machte mich dann zum Schlafen fertig. Ich wollte gleich ins Bett. Zum Fernsehen mit ihm hatte ich keine Lust. Jedoch hatte ich ständig diese Angst, dass er wieder loslegt und mich weiter schlägt. Ich wusste ja nicht, was los war. Ich ging ins Bett und weinte mich in den Schlaf. Wie viel Zeit verging, weiß ich nicht mehr. Ich wurde wach, als ich spürte, dass an meinem Oberteil gerissen wurde. Mein Herz raste. Ich war sofort hellwach. Michael saß auf dem Bettrand und riss mir meine Klamotten vom Leib. Er roch stark nach Alkohol. Ich schrie: "Hör auf, denk doch an das Baby." Mit bösen Augen sah er mich an: "Dann schrei nicht so rum, dann tut es auch nicht weh." Er drehte mich auf die Seite. In dieser Nacht vergewaltigte er mich das erste Mal. Es tat höllisch weh, als er von hinten in mich eindrang. Brutale Stöße immer

und immer wieder. Als er endlich fertig war, rollte er sich zur Seite und schlief sofort ein. Ich traute mich gar nicht, mich zu bewegen. Nicht dass er wach wurde und weitermachte. Ich starrte in die Dunkelheit und weinte stumme Tränen. Alles tat mir weh. Angst um mein Baby beherrschte mich.
Am nächsten Morgen stand ich auf und machte wie gewohnt das Frühstück. Er kam herunter, setzte sich und aß, als ob nie etwas gewesen wäre. Er musste doch sehen, wie er mich zugerichtet hatte. Es war definitiv nicht zu übersehen, wie geschwollen mein Gesicht war und die blauen Flecken an den Armen, am Hals und das blaue Auge ebenfalls nicht. Ich schaute zur Uhr und war froh, dass er gleich los musste.
Er stand auf, kam auf mich zu. Sofort erstarrte ich vor Angst. Michael nahm mich in den Arm. "Es tut mir so leid, Schatz. Ich weiß auch nicht, was mit mir los war." Ich sah ihn an und weinte. Ich wünschte mir so sehr, dass es nur ein Ausrutscher war. Er streichelte meinen Bauch und ging dann zur Arbeit.

Meine Welt war wieder einigermaßen in Ord-

nung. Er hatte sich ja entschuldigt.
Von diesem Tag an lernte ich, Angst vor Michael zu haben.

3.

Im Sommer 1988 brachte ich ein gesundes, süßes Mädchen zur Welt. Wir nannten sie Mareike. Ich war so glücklich. Selbst Michael wusste gar nicht, wohin mit seinem Stolz. Es war eine schwere Geburt. 20 Stunden lag ich in den Wehen. Aber als ich meine Püppi im Arm hielt, war alles vergessen. “Hallo, meine kleine Maus, hallo, auf der Welt. Ich verspreche dir, dass ich alles Erdenkliche für dich tun werde. Ich werde dich überall und vor jedem beschützen. Dir wird niemals jemand wehtun. Das verspreche ich dir“, flüsterte ich zärtlich und streichelte sanft mit einem Finger ihr kleines, süßes Gesichtchen.

Michael holte uns nach zehn Tagen aus dem Krankenhaus ab. Er trank keinen Tropfen Alkohol. Seine Tochter war sein ganzer Stolz. Windeln wechseln, Fläschchen geben, das alles machte Michael gern und sehr gut. In dieser Zeit liebte ich ihn unbeschreiblich. Er war mein Partner fürs Leben, ein guter Vater für unsere Püppi. Ich war sehr glücklich.

Als Mareike ca. ein Vierteljahr alt war, ließ Michaels Interesse jedoch nach. Wenn er sie mal im Arm hatte, dann nur, wenn ich sie ihm in den Arm legte, weil ich gerade etwas anderes tun musste. Er nahm sie jedoch immer widerwillig. Das tat mir weh. Er liebte sie doch. Warum wollte er ihr das jetzt nicht mehr zeigen? Ich verstand es nicht und hoffte auf eine Phase, die vorübergeht.

Michael begann wieder zu trinken. Immer häufiger war er abends betrunken. Am Wochenende ging er zum Fußball, er war Torwart. Nach Mareikes Geburt ging ich immer mit und stand mit dem Kinderwagen hinter dem Tor. Danach gingen wir alle drei noch etwas spazieren und dann nach Hause. Das wollte er jetzt nicht mehr. "Ich will auch mal mit meinen Fußballkumpels was trinken nach dem Spiel." Sollte er, ich hatte ja nichts dagegen. Jeder braucht ja mal seinen Freiraum. Doch es wurden daraus alle Wochenenden. Nach dem Spiel ging es in die Kneipe und er kam sturzbetrunken nach Hause. Die Wochenenden waren deshalb immer die Hölle. Michael war nüchtern kaum noch zu ertragen, weil er immer etwas hatte, was ihm nicht passte. Er beschimpfte mich auf das Übelste. War er jedoch betrunken, konnte ich auf alles gefasst sein. Ich ließ mir das ein paar Monate gefallen, doch ich hielt es nicht mehr aus, dass ich an jedem Wochenende mit Mareike allein und er immer betrunken war.

Ich fragte ihn, ob er nicht weniger trinken kann und wir an den Wochenenden mal wieder alle drei etwas unternehmen könnten. Er sah mich mit glasigen Augen wütend an und ging ins Bett, seinen Rausch ausschlafen. Ein paar Tage später sprach ich ihn noch mal darauf an, nachdem ich Mareike ins Bettchen gebracht hatte. Da flippte er komplett aus: "Halt deine Schnauze, ich trinke, wann und wie viel ich will." Mir liefen Tränen die Wangen herunter. Er wurde noch wütender. "Du willst etwas mit mir unternehmen? Gut, das kannst du haben." Er riss mir brutal die Klamotten herunter. Ich war unfähig, etwas zu machen. Die unbeschreibliche Angst lähmte mich total. Ich traute mich nicht einmal zu schreien. Kein Wort kam über meine Lippen, nur lautlose Tränen. Ich schloss die Augen und hoffte, dass es schnell vorbei war. Er vergewaltigte mich brutal, dann sollte ich ihn oral befriedigen. Es ekelte mich so an. Er war sturzbesoffen und somit auch nicht geduscht. Ich wollte das nicht. Da griff er in meine Haare und drückte meinen Kopf dahin, wo er ihn hinhaben wollte. Ich presste meine Lippen aufeinander. Mit Daumen und Zeigefinger drückte er meinen Kiefer auseinander und ich musste ihn oral befriedigen. "Schluck das Zeug, du Schlampe." Es war so dermaßen ekelhaft, dass es mir hier beim Schreiben noch schlecht wird. Als er endlich fertig war, schlief er sofort ein. Ich traute mich nicht einmal, duschen zu gehen. Scheinbar verdiente ich es wirklich nicht besser. Als Kind war ich ein Objekt für meinen Vater und jetzt für Michael. Ich hatte unendliche Angst vor ihm. Er schlief besoffen auf dem Sofa ein, ich schleppte mich ins Bett.

Vor meiner Tochter spielte ich die starke Mama. Sie bekam jedoch früh mit, wenn die Stimmung geladen war. Dann war sie ganz ruhig, spielte fast lautlos und ihre Augen sahen mich traurig an. Es brach mir fast das Herz.

Essen konnte ich auch nicht mehr richtig. Ich

wollte es auch nicht mehr. Ich war sehr schlank, eher sehr dünn. Ich wog nur 49 kg bei einer Größe von 1,65 m, aber ich wollte noch dünner sein. Er sollte sich ekeln vor mir, vielleicht vergewaltigte er mich dann nicht mehr. Er hatte es ja leicht mit mir. Er war 1,85 m groß und wog 95 kg. Da hatte ich gar keine Chance. Aber es nützte nichts. Er nahm sich immer brutal, was er wollte. Ich bin eben ein Nichts, völlig wertlos. Mit mir kann man machen, was man will. Selbstachtung ist ein Fremdwort für mich – bis heute.

4.

An einem Samstag nach dem Mittagessen bügelte ich im Schlafzimmer. Mareike hielt ihr Mittagsschläfchen und Michael sah fern, bevor er zum Fußball ging. Ich hörte ihn die Treppe raufkommen. Sofort schlotterte ich vor Angst. Er kam auf mich zu, ich erstarrte fast zur Salzsäule. Er nahm mich in den Arm, mein Herz raste. Er nahm mein Gesicht in seine Hände, sodass ich ihn ansehen musste. Er sagte aber nur: “Eigentlich könnten wir doch heiraten oder?” Ich sah ihn an. In mir tobte es. Heiraten? Unser Zusammenleben ist doch jetzt schon schrecklich, dann noch heiraten? Da ich nicht sofort antwortete, packte er mich bei den Schultern, schüttelte mich und fragte noch mal drohend: “ODER?” Was sollte ich tun oder sagen? Es funktionierte wie immer. Ich parierte und sagte leise ohne jegliche Regung: “Ja.” Da schüttelte er mich wieder und pampte mich an: “Du kannst dich ja nicht einmal freuen, du blöde Kuh. Ich gebe mir hier alle Mühe und du undankbares Stück flüsterst ein Ja? Jede andere wäre vor Freude in die Luft gesprungen, aber du? Na ja egal, wir heiraten, so schnell wie möglich.” Das war’s. Er ging zum Fußball.

Wie in Trance bügelte ich weiter. Das war also ein Heiratsantrag. Wahnsinn. Am Bügelbrett. Mit drohender Stimme. So etwas hatte ich mir so romantisch vorgestellt. So, wie er am Anfang unserer Beziehung war. Michael war so verständnisvoll, zärtlich, humorvoll und immer für mich da. Wo war dieser Mann, in den ich mich verliebt hatte? Er hatte nur noch ganz leichte Züge davon. Mein Leben mit ihm wurde immer mehr zum Albtraum. Er musste mich doch hassen, so wie er mit mir umging. Warum wollte er mich heiraten? Heute würde ich sagen, weil er mit mir machen konnte, was er wollte. War er gut drauf, war ich es auch, war er schlecht drauf, ertrug ich alles, was er mir antat.

Im Oktober 1988 heirateten wir. Die Hochzeit war für mich fürchterlich, schrecklich und demütigend. Zu meinen Eltern hatten wir ja wieder Kontakt und sie waren wirklich rührend mit ihrer kleinen Enkeltochter. Das muss ich wirklich zugeben. Aber mehr war es auch nicht. Wir hatten sehr wenig Geld, für ein Brautkleid oder einen Anzug reichte es nicht. Geschweige denn für eine schöne Feier. Ich dachte, meine Eltern würden mir für das Brautkleid und einen Anzug für Michael etwas Geld geben. Nein, das taten sie nicht. Sie kauften ein wunderschönes Kleidchen für Mareike und gaben mir 100,- Mark für die Feier. Es ist ja nicht so, dass meine Eltern wenig Geld hatten. Nein, sie hatten richtig gutes Geld. Sie arbeiteten beide als Agraringenieure, verdienten sehr gut und verkauften jedes Jahr acht Schweine, die selbst von uns groß und fett gefüttert wurden. Das waren zu dieser Zeit ca. 8000,- Mark. Aber für mich hatten sie nichts übrig. Als Kind hatte ich materiell alles, was das Herz begehrte, das brauchte ich gar nicht. Ich brauchte Eltern, die hatte ich nicht. Jetzt brauchte ich wirklich mal materiell etwas und sie machten dicht.

Von einer Freundin borgte ich mir ihr Brautkleid. Die Länge des Kleides war o. k., aber es war viel zu groß. Mit einem weißen Satinband machte ich mir eine Art Gürtel. Einen Schleier oder gar eine schöne Frisur vom Friseur hatte ich nicht. Ich machte meine Haare selbst, schminkte mich etwas und zog das Kleid an. Michael trug einen alten Anzug von sich, der noch passte. Er sah gar nicht so schlecht aus. Mit seinen Eltern sprachen wir noch nie. Er hatte schon jahrelang keinen Kontakt zu seinen Eltern. Meine Eltern fuhren das Brautauto. Als wir an Michaels Elternhaus vorbeifuhren, standen sie draußen und spuckten vor uns aus. Ich verstand die Welt nicht mehr. Ich hatte denen doch gar nichts getan. Wir hatten ihnen auch ein Bild von Mareike nach der Geburt in den Briefkasten geworfen. Das lag einen Tag später zerrissen in unserem Briefkasten. Michaels Eltern waren ganz furchtbare Menschen. Vielleicht war er ja deshalb so streitsüchtig und brutal. Ich wusste es nicht.

Ich buk am Tag zuvor Kuchen und machte kalte Platten. Ich musste alles allein machen, etwas bringen lassen oder gar essen gehen war bei uns finanziell nicht möglich. Michael kaufte die Getränke. Eingeladen waren meine Eltern und meine Freundin mit ihrem Mann. Es sollte eine ganz kleine Feier werden, da wir kein Geld hatten. Als wir vom Standesamt kamen, tranken wir Kaffee. Meine Mutter war nur am Zetern. Der Kuchen war nicht richtig, eine Hochzeit feiert man groß in einer schönen Location und die Braut muss aussehen wie eine Prinzessin. Aber ihre Tochter ist das blanke Armutszeugnis. Immer und immer wieder dieselben Sprüche. Gleich nach dem Kaffee kam der Alkohol auf den Tisch. Michael und mein Vater waren in ihrem Element. Ich, die Braut, stand in der Küche und machte den Abwasch. Mareike war seit dem Nachmittag bei unserer Nachbarin, sie schlief auch dort.

Plötzlich vernahmen wir laute Stimmen von draußen. Ich traute meinen Augen nicht. Da standen zehn Fußballer vor der Tür, laut singend. Alle waren sie in Schlips und Kragen, das hieß, sie wollten mit uns feiern. In einem Handwagen hatten sie genug Bier und Schnaps. Michael strahlte mich an: "Dann wird es ja doch noch eine schöne Feier." Er holte sie alle herein. "Ich habe doch gar nicht genug Essen für alle", raunte ich ihm zu. "Papperlapapp, da holt jeder was von zu Hause und dann geht das schon." Was für eine Hochzeit. Ich schämte mich in Grund und Boden. So wurde es dann gemacht. Vier Mann gingen nach Hause und brachten Brot, Hausschlachtwurst und saure Gurken. Mein Vater und mein frisch angetrauter Ehemann strahlten um die Wette. Bier, Schnaps und Hausschlachtwurst – eine richtig schöne Männerfeier. Die wurde es dann auch. Michael machte Musik und er tanzte den Brauttanz mit mir. Er war ein sehr guter Tänzer, das liebte ich total an ihm. Wir tanzten zu dem Lied "Ganz in Weiß." Danach sollte ich mit meinem Vater und Michael mit meiner Mutter tanzen. Ich machte, was von mir verlangt wurde. Mein Vater war auch ein sehr guter Tänzer und ich tanzte auch gut und gern, aber mit ihm? Mein Herz raste den ganzen Tanz lang wie verrückt, ich trat ihm laufend auf die Füße. Meine Angst vor ihm stieg und stieg immer mehr an. Er konnte mir hier nichts tun, trotzdem hatte ich unbändige Angst vor ihm. Endlich war es geschafft. Das Pflichtprogramm war vorbei, jetzt konnte ohne Etikette weitergefeiert werden. Die Fußballer und mein Vater tranken, was das Zeug hielt. Ich war nur am Bedienen, am Essen machen, die Herren mit Getränke versorgen und mir dämliche

Sprüche von Michael anhören. “Habe ich nicht eine schöne Braut? So schön im geborgten Kleid?” Alle lachten laut. Am liebsten hätte ich ihn angeschrien: “Dann hätten wir nicht geheiratet. Du bist sowieso kein Mann zum Heiraten.“ Oder irgendetwas in der Art. Aber das traute ich mich nicht. Ich machte gute Miene zum bösen Spiel. So, wie ich es von klein auf gelernt hatte. Der Alkoholpegel der Männer stieg immer weiter.

Immer öfter, wenn ich frisches Bier hinstellte, zog mich Michael auf seinen Schoß und gab mir einen Kuss, das taten dann aber auch seine Kumpels. Ich dachte, er sagt etwas dagegen, aber falsch gedacht. Er amüsierte sich köstlich, alles auf meine Kosten. “Leute, es wird langweilig, was können wir machen?“, johlte mein Mann plötzlich. Ich fand eigentlich, dass es Zeit war, die Feier ausklingen zu lassen. Wir hatten mittlerweile 01:00 Uhr nachts. Einer der Männer schrie dann: “Flaschendrehen, bei jedem, wo die Flasche hinzeigt, der muss ein Kleidungsstück ausziehen.“ Ich dachte, ich höre nicht richtig. Meine Eltern und meine Freundin mit ihrem Mann waren schon gegan-

gen und ich war mit der besoffenen Meute allein. Ich sagte zu Michael: “Macht ihr mal, ich lege mich schlafen.“
Wütend sah er mich an: “Das ist unsere Hochzeit und du willst ins Bett, obwohl wir noch Gäste haben? Nix da, du spielst schön mit.“ Das war doch nicht sein Ernst. “Ich soll mich vor deinen …“ Weiter kam ich gar nicht. “Du spielst mit”, sagte er ganz leise, aber sehr drohend zu mir. Ich hatte mal wieder keine Wahl. Ich musste mitspielen. Es nahm einfach kein Ende. Viele hatten schon bloß noch Unterwäsche an. Ich natürlich auch. Ich hatte weiße Unterwäsche aus Spitze an.

Michael wurde es schon wieder zu langweilig. Er grölte: “Zu wem jetzt der Flaschenhals zeigt, der darf die Braut vernaschen.“ Alle lachten. Einer johlte: “Und wenn der Flaschenhals auf sie selbst zeigt?” Michael lachte: “Dann darf sie sich selbst vernaschen.” Gejohle auf ganzer Linie. Ich glaubte nicht, was ich hörte. Sie hatten doch alle selbst ihre Frau und ihre Kinder zu Hause. Dürfte sich ein anderer Mann so gegenüber deren Frauen benehmen? Es war unfassbar. Ich sah Michael an, seine

Augen funkelten mich an, als wollten sie sagen: “Wehe, du machst nicht anständig mit.”

Die Flasche wurde gedreht und der Flaschenhals zeigte auf einen der Männer. Ich dachte immer noch, das wäre alles ein Scherz. Er stand auf und hielt mir seine Hand hin. Er konnte kaum noch gerade stehen, so besoffen war er. Ich sah meinen Mann hilfesuchend an, aber er lächelte nur eiskalt. Dann haute er mir in den Rücken und signalisierte mir so, dass ich aufzustehen hatte. “Dann komm mal kleine Braut. Jetzt besorgen wir es uns so richtig.“ Er dirigierte mich ins Bad, drückte mich bäuchlings an die Wand und drang sofort brutal in mich ein. Er stieß immer wieder brutal zu. Ich schrie vor Schmerzen, aber niemand kam und befreite mich. Sie lachten und johlten im Wohnzimmer. Plötzlich ging die Badtür auf und alle standen da, feuerten ihn an und johlten. Entwürdigender ging es nicht mehr. Ich weinte und weinte. So eine Demütigung ist unbeschreiblich.
Als er endlich fertig war, rannte ich aus dem Bad in unser Schlafzimmer. Es kam zum Glück keiner hinterher. Ich schmiss mich aufs

Bett und weinte hemmungslos.
Ich schämte und ekelte mich unendlich. Wie kann ein Mann so etwas tun? Dann auch noch mein eigener Mann. Das war doch krank. Ich hoffte, dass ich einschlafe, aber ich konnte nicht. Das war zu viel. Er verschacherte mich wie eine Ware. Welcher normale Mann macht so etwas? Während ich so dalag, hörte ich, dass die Männer dabei waren, zu gehen. ENDLICH!!! Endlich Ruhe. Ich hoffte, Michael war zu betrunken, um von mir noch die Hochzeitsnacht zu fordern. Als er hochkam, flatterte ich schon innerlich. Er kam auf mich zu, riss mich an den Haaren und schlug mir mehrmals ins Gesicht. "Bist du so scharf, dass du dich von jedem vögeln lässt?", schrie er mich an. "Ich … wollte …", weiter kam ich nicht. Wieder schlug er mir ins Gesicht. "Na warte, du Schlampe, jetzt besorge ich es dir so richtig." Er war wie von Sinnen. Er riss mir meinen Slip herunter, schob mein Oberteil hoch. Er leckte an meiner Brust, dann plötzlich biss er brutal in meine Brustwarzen. Ich schrie auf vor Schmerzen. Seine Finger steckte er in mich rein, einen nach dem anderen. Es tat so höllisch weh. Sein Mund wanderte tiefer, er

biss mir in die Seite. Als er an meiner Scheide ankam. tanzte seine Zunge um die empfindlichste Stelle, bis er auch hier zubiss. Ich schrie und wimmerte, aber er ließ nicht von mir ab. Ich hatte am ganzen Körper Bisswunden. Zum Schluss drang er in mich ein und stieß immer wieder brutal zu. Als er endlich fertig war, rollte er von mir runter und schlief sofort ein. Ich schlich mich ins Bad und ging in die Wanne. Das tat so gut. Ich schrubbte und schrubbte meine Haut, aber der Dreck ging nicht weg. Jetzt sah ich auch, wie Michael meinen Körper zugerichtet hatte. Überall hatte ich Bisswunden. Ich weinte und weinte. Die Angst beherrschte mittlerweile mein gesamtes Leben.
Das also war der schönste Tag in meinem Leben – meine Hochzeit.

Ich wusste vor Schmerzen nicht, wohin mit mir. Was war ich? Wer war ich? EIN NIEMAND!!! Nicht mehr und nicht weniger. Ich hasste mich, ich ekelte mich vor mir selbst. Wie weit soll das alles noch gehen? Mitten in dem Wahnsinn wird meine kleine Maus groß. Ich wollte so gern weg, weg von diesem Alb-

traum. Wohin sollte ich dann aber? Ich hatte doch niemanden. Ich habe noch nie mit jemanden darüber geredet, was Michael mir alles antat. Er war überall beliebt. Er war hilfsbereit, humorvoll, sah super aus, er wurde überall gemocht. Meine Freundin beneidete mich sogar manchmal um ihn. Mir hätte niemand geglaubt. Genau wie meine Mutter mir damals nicht glaubte. Ich erzählte ihr damals, da war ich fünf Jahre alt, dass Papa mir sexuell weh getan hat. Sie schlug mir ins Gesicht und glaubte mir kein Wort. Das ist das Schlimmste, was eine Mutter ihrem Kind antun kann. Sie glaubte mir nicht, also musste ich es jahrelang über mich ergehen lassen. Und es wurde immer brutaler. Mein Vater kannte kaum noch Grenzen. Zu meinen Eltern konnte ich also nicht. Die hätten mich sofort rausgeschmissen mit den Worten: "Du wolltest den doch unbedingt haben."
Ich hatte auch viel zu viel Angst vor meinem Vater. Mareike hätten sie vielleicht bei sich gelassen, aber niemals würde ich denen mein Kind geben. Nie im Leben!!! Ich war somit gefangen in meiner persönlichen Hölle.

5.

Im Jahr 1991 verlor ich meine Arbeit. Ich war zu dieser Zeit beschäftigt beim Landkreis in der Abteilung Agrarwirtschaft. Natürlich hat das alles meine Mutter eingefädelt. Sie hatte überall hin Beziehungen. Ich wollte Kinderkrankenschwester werden, das durfte ich jedoch nicht. Es sollte schon etwas "Höheres" für ihre Tochter sein. Die Arbeit machte mir keinen Spaß, aber ich machte es wie immer, ich gehorchte und fügte mich. Nach der Wende wurde die ganze Abteilung geschlossen und ich stand ohne Arbeit da. Andere Kollegen wurden versetzt in andere Abteilungen, aber ich wollte das nicht. Nie wieder beim Landkreis arbeiten. Es war furchtbar dort, Mobbing, Hetzerei waren an der Tagesordnung. Selbst ich hatte ein Jahr mit Mobbing zu kämpfen. Da ich ja sowieso schon kein Selbstwertgefühl hatte, war ich leichte Beute. Aber jetzt war endlich Schluss, ich brauchte da nicht mehr hin.

Angst hatte ich vor Michaels Reaktion. Aber meine Angst war unbegründet. Er sagte nur:

“Such dir ja schnell einen neuen Job, wir haben doch so schon kaum Geld.” Das wollte ich ja auch tun, aber das war gar nicht so einfach. Die Arbeitslosigkeit hier bei uns in der Gegend war sehr hoch. Ich habe Umschulungen gemacht, jede Weiterbildung genutzt, aber es gelang mir erst nach drei Jahren, eine neue Arbeit zu finden. Ich arbeitete als Sekretärin in einer Reinigungsfirma. Meine Kollegin wurde meine beste Freundin. Heute besuchen wir uns noch regelmäßig mit unseren Männern. Nach der Trennung von Michael haben sie zu mir gestanden, obwohl sie nicht wussten, was er mir alles antat. Erst vor Kurzem habe ich ihr einiges erzählt, jedoch nicht alles, das kann ich nicht.

Ich hatte einen tollen Chef. Er war sehr menschlich. Leider war er jedoch zu menschlich. Er schmiss das Geld nur so hinaus. Sobald Rechnungen von Kunden bezahlt waren, warf er nur so um sich mit dem Geld. Nach einem Jahr war die Insolvenz da. Für meine Freundin und mich ein Schock. Wir haben es zwar kommen sehen, denn man kann ja rechnen, aber dass es so schnell gehen würde, hätten wir nicht gedacht. Ich stand wieder ohne Job da.

Dieses Mal konnte ich mich bemühen, wie ich wollte. Ich fand einfach nichts Neues. Wir konnten uns nicht viel leisten, um jeden Pfennig musste ich meinen Mann anbetteln. Er gab mir jedoch nicht immer etwas. Er arbeitete auf dem Bau, aber der Verdienst war nicht hoch. Hier bei uns in der Gegend waren die Löhne generell nicht hoch.
Wenn wir mit Mareike Einkaufen waren, brach es mir immer fast das Herz, wenn sie sich eine Kleinigkeit mitnehmen wollte, aber ich ablehnen musste. Eine Bussi-Bär-Zeitung oder eine kleine Puppe – ich durfte es nicht. Es musste ja genug Geld für Michaels Kneipentouren und für genug Alkohol zu Hause da sein. Da ist so ein kleines Kind schnell Nebensache.

Einmal war ich allein mit meiner kleinen Tochter im Supermarkt und sie wünschte sich so sehr ein Malbuch von Bibi Blocksberg. Das gab es dort und ich kaufte es ihr. Sie strahlte über ihr ganzes kleines Gesicht. Das machte mich so glücklich. An Michael dachte ich dabei nicht.

Als wir nach Hause kamen, saß Michael mit einer Flasche Bier am Küchentisch. Mein Herz fing sofort an, wie wild zu schlagen. Unsere kleine, süße Tochter wollte gleich aus der Küche raus und in ihrem kindlichen Denken die Zeitung verstecken. Die kleine Maus wusste schon genau, wenn es besser wäre, aus dem Blickfeld ihres Vaters zu verschwinden. Er rief sie unwirsch zurück: "Komm zurück Mareike!" Ich hörte sofort auf, die Einkäufe auszupacken. Ich stand wie erstarrt da. Meine kleine Püppi kam langsam zur Küche und blieb total verängstigt in der Küchentür stehen. Ihr Vater blaffte sie an: "Komm her, habe ich gesagt." Sie versuchte, mit ihrem kleinen Ärmchen die Zeitung auf dem Rücken zu verstecken. Meine arme kleine Maus, es tat so weh, sie so zu sehen. Es war doch nur eine Zeitung, das war doch nichts Schlimmes und nichts sehr Teures. Langsam ging sie zu ihm. Es riss ihr grob die Zeitung aus den Ärmchen und sagte drohend: "Wo hast du die her?" Ich ging dazwischen und sagte ihm, dass ich sie gekauft habe. Ich wollte ihr eine kleine Freude machen. Doch Michael schubste mich einfach zur Seite. Er zerrte meine kleine Mareike am Arm zu sich und fragte sie noch einmal: “Wo hast du die her?“

Die Kleine weinte schon und sagte schluchzend: “Von Mama.” Er sah mich an: “So, so von Mama also. Aber der Papa hat doch gesagt, es wird nur gekauft, was unbedingt gebraucht wird, oder?” Mareike und ich sagten nichts. Da pampte er wieder: “Oder?!”
Seine Stimme wurde lauter.
Michael riss vor ihren Augen die Zeitung in Stücke und gab Mareike eine Ohrfeige. Ich schrie: “NEIN”, rannte zu ihr und nahm sie schützend in meine Arme. Wir weinten mittlerweile beide. Mareike gegenüber war er noch nie handgreiflich geworden. Ich wollte mit ihr aus der Küche, doch Michael schrie uns an: “Ihr bleibt hier. Mareike, setz dich an den Tisch!” Als sie nicht gleich reagierte, brüllte er: “Setz dich an den Tisch!!!” Das arme, kleine, unschuldige Kind bebte vor Angst. Mir brach es fast das Herz. “Ich zeige dir jetzt, was man mit Menschen macht, die nicht auf An-

weisungen hören", sagte er lächelnd zu seiner kleinen Tochter. Aber Mareike weinte nur. Sie kannte ihren Vater gut genug.

Michael zerrte mich am Arm zu sich und schlug mir mit der Faust voll ins Gesicht. Ich taumelte nach hinten und fiel hin. Dann trat er überall auf mich ein. Er trat mir in den Rücken, in den Bauch, an den Kopf, ans Steißbein. Dieses hat er mit einer solchen Wucht getroffen, dass es angeknackst war. Ich verlor das Bewusstsein. Mareike hörte ich aus der Ferne wimmern, weinen und schreien. Dann war es dunkel um mich. Als ich erwachte, waren ein Arzt und ein Rettungsassistent bei mir in der Küche. Ich konnte mich kaum bewegen vor Schmerzen. Als ich meine kleine Tochter so verängstigt und weinend sah, deutete ich ihr mit der Hand, zu mir zu kommen. Ich nahm sie ganz fest in meine Arme. "Pssssst, nicht weinen mein kleiner Schatz, es wird alles wieder gut." Michael saß nur da. Er hatte erzählt, ich wäre die Treppe hinuntergefallen. Ich musste mit ins Krankenhaus. Dort stellten die Ärzte eine gebrochene Rippe und das angebrochene Steißbein fest. Natürlich glaubten die

Ärzte die Geschichte mit dem Treppensturz nicht. Ich lag ja in der Küche und nicht vor der Treppe. Mir war das alles so peinlich. Aber ich konnte nicht im Krankenhaus bleiben. Ich musste zurück. Zurück in die Hölle, aber dort war mein kleines, unschuldiges Kind. Ich wollte sie nicht mit ihm allein lassen. Mittlerweile traute ich meinem Mann alles zu.

6.

Ein Jahr später verlor auch Michael seine Arbeit. Er fand jedoch relativ schnell einen neuen Job, allerdings in Rheinland/Pfalz. Er bestimmte, dass wir dort hinziehen. Wir verkauften unser Haus. Von dem Erlös und einer Hypothek kauften wir uns dort in einem kleinen Ort ein neues Haus. Wir renovierten, ich war jedoch völlig lustlos bei der Sache. Ich war so kaputt, nervlich am Ende. Was soll ich hier in der Fremde? Wie lebte sich Mareike ein?
Zum Glück fand ich schnell einen Kindergartenplatz für sie. Dieser schloss jedoch jeden Mittag und öffnete erst ab 14:00 Uhr wieder. Das war für mich fürchterlich, da ich dadurch keinen Job fand. Ich musste gegen elf zu Hause ein, um für Mareike Mittagessen zu machen und würde erst gegen halb drei wieder auf Arbeit sein können. Wir wohnten in einem kleinen Dorf und ich müsste erst immer in die Stadt zum Arbeiten fahren. Ich fand unter diesen Umständen keine Arbeit.

Da Mareike ein sehr in sich gekehrtes Kind war, fand sie bei den Kindern keinen Anschluss. Sie war total verschüchtert. Das hatte Michael schon aus diesem kleinen Kind gemacht. Mir zerriss es das Herz.

Der ganze Umzug entpuppte sich als Albtraum. Michael hatte zwar einen guten Arbeitsvertrag, aber er bekam seinen Lohn nicht. In den ersten drei Monaten war noch alles gut, dann wurden die Lohnzahlungen unregelmäßig, dann wurde in mehreren Abschlägen gezahlt und dann gar nicht mehr.

Unsere kleine Tochter wurde auch immer blasser, sie hatte richtig starke Augenringe um ihre kleinen Äuglein. Es tat mir in der Seele weh, sie so zu sehen. Sie fühlte sich überhaupt nicht wohl, genauso wenig wie ich.

Zu dieser Zeit war es einigermaßen mit meinem Mann auszuhalten. Er schlug mich seltener und wenn, dann nicht so brutal. Er merkte auch schnell, dass das hier nichts mehr brachte. Ich versuchte eines Abends, ganz vorsichtig zu fragen, ob wir nicht wieder zurückgehen wollen. “Ja, aber nur, wenn ich einen Job dort habe.” Das verstand ich gut und schrieb eine

Bewerbung in seinem Namen an seine alte Firma. Bewerbungen schreiben – das machte immer ich. Michael konnte so etwas nicht und er war dazu auch zu faul. Wir glaubten es kaum, die Firma nahm Michael zurück. Wir haben uns so gefreut. Jetzt mussten wir nur noch überlegen, wo wir wohnen sollten. Das Haus würden wir verkaufen, aber da blieb kein Erlös übrig, womit man ein neues kaufen könnte. Ich wollte gern in die Stadt in eine Wohnung ziehen. Das kam für Michael nicht in Frage. Ich war ratlos.

Eines Abends rief meine Mutter an und sprach mit Michael. Sie bot ihm an, das Stallgebäude auf ihrem Grundstück könnten wir ausbauen und dort wohnen. Viehzeug und Gartenanbau lohnten sich jetzt nicht mehr, somit war das Stallgebäude ungenutzt. Es war so groß wie das Einfamilienhaus meiner Eltern. Michael sagte sofort zu. Mich fragte er erst gar nicht. Ich hatte ja sowieso nichts zu melden. Nach einem Jahr in Rheinland/Pfalz zogen wir zurück zu meinen Eltern. Wir wohnten in der Bauphase bei ihnen im Haus. Wir lebten in meinem ehemaligen Kinderzimmer und in einem kleinen Wohnzimmer. Das Bad nutzten wir mit meinen Eltern gemeinsam. Es war die Hölle.

Mein Vater trank immer noch viel Alkohol und jetzt hatte er auch noch einen guten Mittrinker. Zu zweit sich zu betrinken, macht vielleicht ja auch mehr Spaß. Die gleichen Szenen aus meiner Kindheit spielten sich immer noch fast täglich ab. Meine Eltern stritten und schlugen sich. Ich fühlte mich wieder, als wäre ich ein kleines Kind und mein Kind hörte und sah es so oft, wie Oma und Opa sich stritten und schlugen.

Acht Monate baute Michael das Stallgebäude um, Freunde halfen stets mit. Aber abends wurde jeder neue Schritt am Bau gebührend begossen.

Mein Mann war fast jeden Abend betrunken. Ich weiß bis heute nicht, wie er das alles fertiggebracht hat. Am Tag ging er arbeiten, dann arbeitete er am Bau weiter, betrank sich und am nächsten Tag ging alles von vorn los. Es schien seinem Körper aber nichts auszumachen. Das Haus war furchtbar. Pfusch an allen Ecken und Kanten.

Mareike konnte wieder in ihren Kindergarten gehen. Sie blühte regelrecht auf. Da wir in der Bauphase bei meinen Eltern wohnten, hielt sich Michael einigermaßen mit seinen Schlägen zurück. Wenn er ausrastete, dann so, dass meine Eltern nichts mitbekamen. Da konnte er sich auch voll und ganz auf mich "verlassen". Ich schrie nicht, weinte nur stumme Tränen. Im Vergleich jedoch zur vorherigen Zeit war es für mich wie ein Paradies. Keine brutalen Schläge und Vergewaltigungen. Alles nur in abgeschwächter Form.

Wie blöd muss man sein, dass man es gut findet, wenn die Schläge und die Vergewaltigungen mal nicht ganz so hart und brutal sind?

Ja, liebe Leserinnen und Leser, ich war so blöd. Ich war gefangen. Ich wusste nicht wohin und jetzt sind wir auch noch in die Hölle meiner Kindheit zurückgezogen. Ich bin heute davon überzeugt, dass das ein normaler Mensch niemals machen würde. Aber ich? Ich sagte nie etwas, ich ertrug alles und machte alles, wie mir geheißen wurde.

Eine Woche vor Weihnachten zogen wir in unser Haus ein. Alles war neu gemacht, aber nicht einen Wunsch von mir, wie manches aussehen sollte, hat Michael mir erfüllt. Er hat schnell, billig und mit viel Pfusch gebaut. Aber gut, es war alles da, was wir brauchten. Meine kleine Maus ordnete gleich ihre Kuscheltiere akkurat in ihrem Zimmer und jedes Püppchen bekam auch einen gebührenden Platz. Es war so süß, sie wieder so sehen zu können.

Ein paar Monate lebten wir eigentlich ganz gut zusammen. Das änderte sich jedoch relativ schnell wieder. Meine Eltern mischten sich in alles ein. Ich musste mir ganz oft anhören: "Du bist doch sowieso nicht in der Lage, ein Kind großzuziehen", oder noch viel schlimmere Sätze fielen, wie z. B.: "Was will denn so eine süße Maus mit so einer Schlampe als Mutter?" Was hatte ich bloß meinen Eltern getan? Warum waren sie so schlecht zu mir? Warum von ganz klein auf? Sie sind doch diejenigen, die ihr Kind nicht erziehen konnten. Sie haben aus ihrem Kind ein nervliches Wrack gemacht, was kein Selbstwertgefühl hat und sich alles gefallen lässt. Ich bin die Schlampe? Ja, vielleicht bin ich eine Schlampe, aber die hat mein Vater aus mir gemacht. In welcher Art ich noch eine Schlampe bin, kann ich nicht sagen. Ich führte den Haushalt ordentlich, ich kochte ganz gut, ich beschäftigte mich mit meinem Kind. Mit anderen Worten, ich machte alles, was eine Frau und Mutter tut. Ich trieb mich nie mit Männern herum, ich trank keinen Alkohol und meine kleine Maus war das Wichtigste und Beste in meinem Leben. Aber ich bin die Schlampe????

7.

Da ich keinen neuen Job fand, wurde unser Geld immer knapper. Ich war den ganzen Tag zu Hause, führte den Haushalt und versuchte, mich um mein Kind zu kümmern. Ich sage absichtlich, ich versuchte es. Leider hatte ich kaum eine Chance dazu. Ich machte natürlich in den Augen meiner Eltern nichts richtig. Nie durfte ich unsere Eingangstür abschließen. Sie wollten das Recht, jederzeit bei uns ein- und ausgehen zu können. Michael sagte nichts dazu.

Meine Tochter zog sich immer mehr in sich zurück. Sie hatte zu nichts mehr Lust. Mittlerweile ging sie schon zur Schule, aber dafür tat sie auch nur das Notwendigste. Mit viel gutem Zureden lernten wir zusammen für die Schule. Zum Glück war sie sehr aufnahmefähig, sodass sie trotz allem eine gute Schülerin wurde. Trotzdem wurde sie immer stiller. Mein Herz tat mir so weh. Die jahrelange Tyrannei von Michael hinterließ auch bei ihr Spuren.

In unserem Dorf gab es einen Karnevalsverein.

Dort waren mein Mann und ich Mitglieder. Ich war im Damenballett und er im Herrenballett. Es ergab sich, dass eine Kindergruppe trainiert werden sollte, die die Session am Auftrittsabend eröffnete. Da ich eine gute Tänzerin und sehr sportlich war, wurde mir das angeboten. Ich überlegte es mir eine Weile und sprach mit Mareike: "Was meinst du mein Schätzchen? Soll ich die Gruppe trainieren?" Sie zuckte interessenlos mit den Schultern. Ich sagte: "Pass auf, wir machen das so. Wenn du in der Kindergruppe mitmachst, trainiere ich euch und wenn du nicht möchtest, mache ich es nicht. Vielleicht wird das ja ganz lustig und es macht dir Spaß. Wollen wir es versuchen?" Ich hielt sie bei meinen Worten die ganze Zeit im Arm und streichelte sie. Ich liebte sie so abgöttisch. So machten wir es dann und meine Tochter war voller Begeisterung nach den ersten Trainingsstunden. Das machte mich glücklich.

Ich trainierte die Kinder acht Jahre lang. Wenn die Karnevalszeit vorbei war, veranstaltete ich mit den Kindern eine Abschlussfeier und um die Weihnachtszeit eine Weihnachtsfeier. Es war immer sehr schön. Zwei Mamas der Kinder standen mir immer helfend zur Seite bei diesen Veranstaltungen. Unser Verein war auch in den Nachbarorten gefragt, so hatten wir jährlich ca. zehn Auftritte in der Karnevalszeit. Eigentlich hätte das alles Spaß machen können, aber nicht so mit meinem Mann. Jedes Training und jeder Auftritt war ein Grund für ihn, sich zu betrinken.

8.

Zu Hause wurde es immer schlimmer. Er hielt mir oft vor, dass ich mit meinem Ar… zu Hause rumsitze und sein Geld ausgebe. Bei jeder Gelegenheit schlug er zu. Ich konnte keine Situation mehr einschätzen. Er wurde immer unberechenbarer.

An einem Abend war es wieder schlimm.
Meine Tochter schlief bei meinen Eltern. Das wollte Michael so. Ich mochte es überhaupt nicht, wenn sie dort ohne mich war. Ich traute meinem Vater alles zu. Meinem Mann war das egal. Er wusste von den sexuellen Missbräuchen an mir durch meinen Vater immer noch nichts. Das muss ich dazu fairerweise sagen. Ich habe es ihm nie erzählt.

Michael war betrunken, er blaffte mich an, beleidigte mich auf das Übelste. Ich versuchte, nicht darauf zu reagieren, das stachelte ihn jedoch noch mehr an. Er brüllte mich an, was ich doch für eine Schlampe sei. Ich schluckte meine Tränen herunter und reagierte nicht. Plötzlich stand er hinter mir. Er griff in meine

Haare und zerrte mich daran hoch ins Schlafzimmer. Ich hatte das Gefühl, er riss mir die Kopfhaut herunter. Er schmiss mich aufs Bett und drehte mich auf den Bauch. Wie von Sinnen war er. Ich schrie, da boxte er mir in den Rücken. Ich heulte laut auf vor Schmerzen. Mit einem Arm drückte er mich in die Matratze, mit der anderen Hand zerrte er meinen Slip herunter. “Ich wollte schon immer mal wissen, wie es ist, dich in den Ar… zu fi …“, sagte er, “aber ich will dir nicht wehtun.” Einen kurzen Moment hatte ich die Hoffnung, es tut nicht weh. “Aber ich werde dir wehtun, also schrei nicht!” Dann drang er brutal in meinen Po ein und stieß erbarmungslos immer wieder zu. Es tat so höllisch weh, ich hatte das Gefühl, innerlich zu zerreißen, mich vor Schmerzen übergeben zu müssen. Ich schrie so laut wie noch nie, biss in mein Kissen vor Schmerzen. Jetzt war meine Würde endgültig weg.

Ungefähr zwei Wochen später schlief Mareike wieder bei meinen Eltern.

Michael präsentierte mir einen Pornofilm. Es war kein Softporno, nein, es ging richtig zur

Sache. Ich verabscheute solche brutalen Filme. “Guck richtig hin. Du bist zwar dafür viel zu dämlich, aber wir probieren es danach, bis du es kannst”, schnauzte er mich an. Während des ganzen Filmes wurde ich vor Angst fast wahnsinnig. Was ich dort sah, wollte er mit mir machen? Um Gottes willen. Während des Filmes trank Michael ein paar Bier und ein paar Schnäpse. Als der Film aus war, sagte er nur: “Dann wollen wir mal.“ Er schickte mich ins Schlafzimmer. Dort sollte ich mich verführerisch anziehen. Allein das ist schon eine enorme Demütigung, wenn man das machen muss, obwohl man es nicht möchte. Dazu kommt dann noch, dass man weiß, es wird schmerzhaft und brutal. Das, was er mir antat, hätte ich nie freiwillig getan. Es war unendlich schmerzhaft und das Wissen darum schon vorher löste tiefste, panische Angst in mir aus.

Im Bett sollte ich mich auf den Bauch legen, er band meine Hände auf dem Rücken zusammen. Er vergewaltigte mich erst normal von hinten. Er stieß so brutal zu, dass ich dachte, es zerreißt mir die Scheide. “Ja meine kleine Nutte, so hast du es gern, ich weiß …” so ging es die ganze Zeit. Dann ließ er kurz von mir ab, aber nur, um mich dann anal zu vergewaltigen. Mir verging Hören und Sehen. Er missbrauchte mich stundenlang so. Dann band er meine Hände los und drehte mich auf den Rücken. Er kniete sich über meinen Kopf und ich musste seinen Penis in den Mund nehmen, obwohl er vorher in meinem Po war. Es war einfach nur ekelerregend und krank. Da er direkt über mir war und mir seinen Penis in den Mund schob, hatte ich das Gefühl, ersticken zu müssen. Er hatte die Macht, wie tief er in meinen Mund drang. Ich konnte nichts dagegen tun. Meine Hände hielt er die ganze Zeit fest. Es war so widerlich. Die ganze Zeit der Misshandlungen beschimpfte er mich als seine kleine Nutte, seine Hure, Schlampe. "Ich vögele dich kaputt … ich werde es dir besorgen, dass dir Hören und Sehen vergeht." Das tat er auch.

Bei der Vergewaltigung verlangte er von mir, dass ich lustvoll stöhnte, tat ich das nicht, schlug er mich. Also stöhnte ich. In dieser Nacht wünschte ich mir, er möge mich umbringen. Ich wollte nicht mehr leben. Ich kam mir mittlerweile vor, wie seine Sexsklavin.

Mein Mann entwickelte immer mehr sadistische Züge. Ich bestand nur noch aus Schmerzen, Wunden und Angst. Unbändige Angst.

Jeder normale Mensch würde sagen: “Mensch, hau ab da! Zeig den an! Verschwinde mit deinem Kind von dort!“ Ja, so wäre es auf jeden Fall normal gewesen. Aber ich? Ich war nicht normal. Ich wuchs ja schon so auf – beschmutzt, gedemütigt, benutzt. Mein Respekt vor mir selbst ist weg – bis heute.

9.

So sehr er mich auch demütigte, schlug und missbrauchte, liebte ich ihn. Glaubte ich. Er war ja nicht immer nur brutal. Michael konnte ein sehr zärtlicher und einfühlsamer Mensch sein. Diese Seite zeigte er jedoch nur noch selten. Aber wenn er diese Seite an den Tag legte, verliebte ich mich immer wieder neu in ihn. Heute denke ich, das wusste er auch ganz genau. Unser Leben glich eher Zuckerbrot und Peitsche. Die guten Tage waren immer ganz schön.

Wir hatten gerade eine ganz gute Zeit und unser Hochzeitstag stand vor der Tür. Ich wollte ihn überraschen. Ich kaufte mir weiße Spitzenunterwäsche und weiße Strapse. Als ich mich im Spiegel so sah, erschrak ich. Ich sah furchtbar aus. Nur noch Haut und Knochen war ich, starke Augenringe zogen sich unter meine Augen. Aber ich dachte trotzdem, es würde ihm gefallen. Die Augenringe schminkte ich mir über. Nach dem Abendessen brachte ich Mareike ins Bett und zog mir die Dessous an. Ich rief ihn hoch ins Schlafzimmer, bis er oben war, lag ich verführerisch auf dem Bett. Ich lächelte ihn an, doch sein Blick versteinerte sich sofort. “Du hast mein Geld ausgegeben für so einen Mist? Guck dich doch mal an, wie du aussiehst, du bist so ekelhaft.” Dessous kaufte sonst nur Michael. Ich hatte da kein Mitspracherecht. Je nuttiger, desto besser. Ich sah ihm scheinbar “zu normal” aus. Jedes seiner Worte traf mich mitten ins Herz. Ich sah ihn erschrocken an, da schlug er auch schon zu. Rechts und links und links und rechts immer ins Gesicht. Dann schlief er mit mir und beschimpfte mich währenddessen als seine kleine Nutte. Konnte er nicht einmal beim Sex: “Ich liebe dich” oder “mein Schatz” oder irgendetwas sagen? Nein, er beschimpfte mich immer und immer wieder.

Wieder stand Mareike weinend in der Tür. “Papa, lass doch Mama in Ruhe. Hör bitte auf”, weinte sie herzerweichend.
“Sei still und geh in dein Zimmer, deine Mutter braucht das, sonst gehorcht sie ja nicht. Sie bringt mich doch immer so weit, die Schlampe”, und rums … der nächste Schlag.

Sie weinte weiter und bewegte sich keinen Schritt. Da stand er auf, ging zu ihr und schlug ihr zweimal kräftig auf den Po, zerrte sie in ihr Zimmer und schlug die Tür zu. Ich wollte hinterher, doch er stieß mich zurück aufs Bett, boxte mir mehrmals in den Bauch und verschwand aus dem Schlafzimmer.
Ich schleppte mich unter Schmerzen zu meinem Kind und legte mich zu ihr ins Bett. Wir weinten beide – wie so oft. Ich wiegte mein kleines Mädchen im Arm und weinte leise Tränen.

Wie blöd war ich eigentlich? Ich lieferte mich ihm förmlich aus, indem ich ihn verführen wollte. Ich wollte doch nur perfekt für ihn sein. Ich wollte, dass er keinen Grund hatte, so bösartig, brutal und gemein zu sein. Was war denn bloß falsch an mir? Von klein auf war ich ein Objekt, das man dazu benutzen konnte, wozu man Lust hatte. Waren es Prügel, Vergewaltigungen oder Beleidigungen – egal, was es war, mit mir konnte man verfahren, wie man wollte.

10.

Wie ich schon vorher geschrieben hatte, gab es bei uns auch durchaus ganz angenehme Zeiten. Michael war nicht immer nur ein Teufel.

Als Mareike zehn Jahre alt wurde, schenkten meine Eltern uns eine Flugreise nach Paris ins Disneyland für vier Tage. Unsere Tochter war ganz aus dem Häuschen vor Freude. Ich freute mich auch ein bisschen, ich hatte jedoch Angst vor Michael. Wie wird er sich dort benehmen? Wird er auch dort jeden Tag betrunken sein? Wir hatten ein Zimmer mit Mareike zusammen. Ich wollte nicht, dass sie auch dort so viel Böses mit ansehen musste. Ich hoffte, es würde alles gut gehen. Mein Mann freute sich ebenfalls darauf. Wäre es nicht für meine kleine, süße Tochter, ich hätte das Geschenk nie von meinen Eltern angenommen. Wir hatten wenig Geld, da ich immer noch arbeitslos war, da hätte ich mal finanzielle Hilfe gebrauchen können. Aber das taten sie nie. Für Mareike jedoch nahm ich es dankend an und freute mich für mein kleines Mädchen.

Eine Woche später ging es los. Mein Vater brachte uns nach Leipzig zum Flughafen. Mareike war so aufgeregt. Das erste Mal flog sie mit einem Flugzeug und dann noch dazu ins Disneyland. Das war für sie das Ultimative, wie sie so schön sagte.

In Paris angekommen, wurden wir in unser Hotel gebracht, was direkt auf dem Gelände des Disneylands lag. Leider sind wir erst spätabends dort angekommen, sodass wir nicht mehr in den Park gehen konnten. Es war trotzdem so schön. Mareike sprang sogleich auf dem Bett rum und hüpfte durch den Raum. Sie steckte uns regelrecht mit ihrer guten Laune an. Ich nahm ein Kissen vom Bett und warf es zu ihr. Sie warf es zurück. Dann fing Michael an, mich und sie mit Kissen zu bewerfen. Es endete in einer lustigen Kissenschlacht. Mein Mädchen blühte sofort auf. Jetzt kam es wieder durch, mein lebendiges, fröhliches Kind. Das war so eine lange Zeit weg. Trotz allem hatte ich immer im Hinterkopf: ‘Wer weiß, wie lange das gut geht.’ Michael war wieder ein wundervoller Vater und Ehemann. Er trug mich auf Händen. Er hat sogar, ohne dass ich das mitbekam, bei der Rezeption für den nächsten Morgen unseren Frühstückstisch mit Rosen und Kerzen eindecken lassen. Ich traute meinen Augen kaum, weinte vor Rührung. Da war er wieder – mein Michael. Ich war so glücklich. Nach dem Frühstück ging es endlich in den Park. Meine Tochter war für alle Fahrgeschäfte groß genug und konnte so mit allem fahren, was sie wollte. Alle drei fuhren wir mit allem, was wir schafften. Mareike wäre am liebsten an einem Tag mit allem gefahren, aber das ist in Disneyland nicht zu schaffen. Zwischendurch aßen wir Hamburger, Eis, Hotdogs, Pommes, alles was Kinder lieben. Ich fühlte mich wie im Traum. Michael legte so oft beim Gehen seinen Arm um mich und strahlte mich an: "Ich liebe dich Schatz." Ich hatte mein schönes Leben zurück. "Ich dich auch Schatz", antwortete ich ihm und ich meinte es aus tiefstem Herzen.

Bei den Fahrten mit den Achterbahnen oder Loopings schrien wir alle drei um die Wette. Abends sahen wir uns die Parade an und gingen dann ins Hotel zum Abendessen. Alle Sorgen, alle Probleme waren in diesen Tagen ganz weit weg von uns. Als Mareike schlief, holte Michael uns eine Flasche Wein und wir tranken abends an den Tagen immer ein Glas Wein. Wirklich nur ein Glas Wein. Ich freute mich so. Als wir im Bett lagen, nahm er mich jeden Abend zärtlich in den Arm, küsste mich zärtlich und wir schliefen Arm in Arm ein. Sex hatten wir keinen, da Mareike mit im Zimmer schlief. Aber Sex war das Letzte, was ich vermisste oder wollte. So, wie es war, war es wunderschön. Mehr brauchte ich nicht. Meine Tochter war glücklich, ausgelassen und fröhlich und mein Mann war liebevoll und zärtlich. Er tobte wie ein Kind mit seiner Tochter herum. Es machte Spaß, den beiden zuzusehen.

Am letzten Abend, als unsere Tochter eingeschlafen war, tranken wir wieder ein Glas Wein und redeten über unsere Probleme. Michael weinte. Er versprach mir hoch und heilig, dass er mich nie wieder so behandeln würde. Ich glaubte es ihm, weil er ja auch zu Hause immer mal ein paar gute Tage hatte, in denen wir uns super verstanden.

Aber jeder noch so schöne Spaß endet irgend-

wann. So auch bei uns. Der vierte Tag war angebrochen und wir mussten die Heimreise antreten. Wir waren alle ein bisschen traurig. Auf dem Flughafen ging ich mit Mareike auf die Toilette und sie weinte etwas. “Hey, meine Maus, was ist denn? Wir können doch nicht ewig dort bleiben“, lächelte ich sie an.
“Das weiß ich Mama, aber wie wird es wieder zu Hause sein? Geht der ganze Kram mit Papa wieder los? Es war so schön mit ihm und so lustig. Ich habe Angst, dass das alles vorbei ist und er wieder so böse wird.“
Oh mein Gott, meine kleine Püppi hatte jetzt schon Angst vor zu Hause. Ich hatte auch etwas Angst, aber ich vertraute seinen Worten. “Es wird alles gut, mein Engel. Papa hat mir versprochen, dass er sich bessern wird.” Mareike verzog keine Miene. Ich glaube, sie sah das nüchterner als ich. Ich wollte Michael glauben, ich wollte an nichts anderes denken.

Als wir in Leipzig landeten, holte uns mein Vater vom Flughafen ab. Zu Hause haben wir zu Abend gegessen, uns dann alle drei vor den Fernseher gekuschelt und einen Film angesehen. Es war ein schöner Abend. Plötzlich sagte mein Kind: “Mama, Papa, darf ich heute bei euch mit im Bett schlafen?” Wir sahen sie entgeistert an. Ängstlich sah ich gleich zu Michael. “Na klar doch, Kissenschlacht ruft”, sprach er und rannte ins Schlafzimmer. Mareike und ich liefen hinterher und es wurde wieder eine wilde Kissenschlacht. Mareike war so glücklich und somit war ich es auch. Dann legten wir uns schlafen, unsere Tochter lag zwischen uns. Mein Mann streichelte ihren Kopf und wünschte ihr süße Träume. Ich tat es ihm gleich. Selig schlief ich ein.

Heute weiß ich, dass Mareike vor Angst bei uns schlafen wollte. Sie wollte verhindern, dass ihr Vater mir etwas Böses antat.
Mein armes kleines Mädchen wollte mich beschützen. Dabei sollte es doch umgekehrt sein. Ich musste doch mein Mädchen beschützen.

So vergingen einige Wochen und Monate. Bei uns war alles in Ordnung. Michael trank kaum Alkohol, Fußball spielte er zwar nicht mehr, aber er traf sich hin und wieder mit seinen ehemaligen Fußballkumpels. Er kam aber nicht betrunken nach Hause und tyrannisierte mich nicht. Er war wie am Anfang unserer Liebe. Was konnte schöner sein? Ich hatte eine wunderschöne, gesunde Tochter und mein Mann liebte mich und zeigte es mir auch. Wenn er mit mir schlief, war er zärtlich und liebevoll. Mein Leben war wieder schön.

Auch Kindergeburtstage waren bei uns immer schön. Mareike lud immer zwischen sechs und acht Kinder ein. Ich dachte mir immer ein Motto der Party aus, z. B. Hexengeburtstag, Pyjamageburtstag, Prinzessinnengeburtstag etc. Da war richtig was los. Diese Partys waren ausgelassen und fröhlich. Selbst Michael übertraf sich da immer selbst. Wir machten Spiele mit den Kindern, tobten, sangen Lieder. Michael kroch auf allen vieren durch die Zimmer und hatte immer ein Kind auf dem Rücken. Es war, als wäre er ein völlig anderer Mensch. Diese Kindergeburtstage waren immer Spaß pur.

Aber je schlimmer die Misshandlungen wurden, je mehr Jahre ins Land gingen, je weniger konnte ich ausgelassen sein. Die Angst beherrschte mich, essen und schlafen konnte ich nicht mehr richtig. Für Mareike jedoch gestaltete ich jeden ihrer Geburtstage als etwas ganz Besonderes. Sie hatte ja so schon so gut wie keine Freude.

Wenn ich Geburtstag hatte, gratulierte er mir morgens flüchtig und gefühlslos. Am Nachmittag kamen meine Eltern zum Kaffee, was allein schon bei mir Panik auslöste. Wie oft hatte ich an diesen Vormittagen schon Panikattacken mit Luftnot. Ich kann es nicht zählen. Nach dem Kaffee stand sofort der Alkohol auf dem Tisch und spätabends hatte ich die allgegenwärtige Hölle zu Hause.
Auch an Michaels Geburtstagen lief es so ab, nur dass er sich die abscheulichsten Sexpraktiken wünschte. Ich kann es leider nicht schreiben, das tut zu weh und ich schäme mich heute dafür noch unendlich.

11.

Ein paar Monate später fuhren wir mit meinen Eltern, meiner Tante und meinem Onkel in den Böhmerwald für eine Woche. Alle freuten sich darauf, nur ich nicht. Mit meinen Eltern in den Urlaub? Das war für mich als Kind schon immer eine Katastrophe. Ich erstarrte schon bei dem Gedanken daran vor Angst. Das sagte ich Michael auch. Er erwiderte nur: "Man, du hast auch immer was auszusetzen. Freu dich doch mal. Was soll denn passieren?" Darauf antwortete ich nicht. Er hatte ja keine Ahnung von den sexuellen Missbräuchen durch meinen Vater. Außerdem trank mein Vater immer noch viel Alkohol und mein Onkel ebenfalls. Michael hatte sich so gut im Griff, bei uns lief es ganz gut, aber ich hatte Angst, dass durch den Urlaub alles wieder kaputt gehen würde, weil genug Alkohol fließen sollte.

Also ging es los in den Urlaub. Meine Eltern hatten dort ein Ferienhaus gemietet, welches sehr schön am Waldrand lag. Die Schlafsituation war jedoch fürchterlich. Ich schwöre, dass es wirklich so war, wie ich es hier schreibe.

Ich musste bei meiner Mutter im Zimmer schlafen, Michael bei meinem Vater, meine Tochter hatte ihr Zimmer direkt neben uns. Meine Tante und mein Onkel hatten ein Zimmer für sich.
Ich wollte lieber bei meinem Kind schlafen, aber das durfte ich nicht. Meine Eltern bestimmten es und das war Gesetz. Niemand widersprach, auch mein Mann nicht. Wir waren doch eine eigenständige Familie. In den Augen meiner Eltern leider nicht. Das war so schlimm. Ich war eine erwachsene Frau mit eigener Familie und musste bei meiner Mutter schlafen. Ich fühlte mich gnadenlos in meine Kindheit zurückversetzt. Meine Tochter allein im Zimmer. Was, wenn mein Vater nachts zu ihr ging und ihr dasselbe antat wie mir als Kind und Jugendliche? Bis jetzt war nichts passiert, wenn meine Tochter bei ihnen geschlafen hatte, aber man wusste ja nie, wie mein Vater drauf war, vor allem, wenn er getrunken hatte.

Jede andere Frau hätte sich bestimmt gewehrt gegen diese Schlafsituation, aber ich nicht. Dazu hatte ich viel zu viel Angst. Ich zählte

nie, meine Meinung zählte nie.
Als ich das meinem jetzigen Mann erzählte, war er sprachlos. Er bei meinem Vater und ich bei meiner Mutter schlafen? Niemals hätte er dem zugestimmt. Er wäre auch gar nicht erst mit meinen Eltern in den Urlaub gefahren und hätte gleich gar nicht auf deren Grundstück gebaut. Er hatte einen gesunden Menschenverstand, den ich leider nicht hatte. Ich hatte nie die Möglichkeit, einen gesunden Menschenverstand zu entwickeln. Ich wurde noch nie gefragt, was ich möchte. Ich nahm alles widerspruchslos hin.

Es kam, wie es kommen musste. Michael, mein Vater und mein Onkel waren jeden Abend total betrunken. Ich denke, deshalb war es Michael auch egal, wo er seinem Alkoholrausch ausschlief. Die Abende eskalierten im Streit meiner Eltern. Einen Abend ist mein Vater so ausgerastet, dass er meine Mutter verprügelt hat. Michael ging zwar dazwischen und beruhigte ihn, aber ich bebte vor Angst. Ich zitterte am ganzen Körper, mein Herz raste wie verrückt. Meine Tochter schrie und weinte. Es war der Horror. Ich war froh, als wir wieder zu Hause waren.

Wie sollte meine Tochter denn überhaupt noch wissen, was ein normales Leben war? Sie sah nur Gewalt und Böses. Zu oft hat sie es zu Hause miterleben müssen und bei ihrer Oma und ihrem Opa leider auch. Mein Leben würde ich dafür geben, hätte ich ihr das ersparen können.

12.

Endlich wieder zu Hause. Auf der Heimfahrt sagte mein Mann zu mir: “Deine Eltern sind aber wirklich ganz schön kaputt.” Ich nickte stumm.

Nach dem Abendessen genehmigte sich mein Herr Gemahl erst einmal ein Bier. Das störte mich nicht. Ein Bier ist ja nicht schlimm. Ich ging in die Wanne und wollte dann mit Michael noch etwas fernsehen. Mareike schlief schon. Sie fand den Urlaub auch schrecklich.

Als ich zurück ins Wohnzimmer kam, roch der ganze Raum nach Alkohol. Auf dem Tisch standen Bier und Schnaps. In mir zog sich alles zusammen vor Angst. Die Schnapsflasche war nur noch halb voll. Mein Herz raste. Ich sagte mit zittriger Stimme: “Ich gehe schlafen, Schatz.“ Er sah mich mit glasigen Augen an und es kam nur ein “Hm” von ihm. Mit Herzklopfen ging ich ins Bett. Ich bin an diesem Abend relativ schnell eingeschlafen, obwohl ich schon seit ewigen Zeiten starke Schlafprobleme habe.

Plötzlich flog die Tür auf und Michael torkelte sturzbetrunken in unser Schlafzimmer. Mit einer Flasche Bier in der Hand brüllte er: "Ich will jetzt Sex mit dir, du bist meine Frau. Jetzt und sofort. Durch deine dämlichen Eltern konnten wir im Urlaub nicht mal Sex haben. Jetzt besorge ich es dir." Er stürzte auf mich zu und riss mir die Decke weg. "Ich habe es dir doch immer gut besorgt oder?" Er riss mir mein Oberteil kaputt und griff mir brutal an die Brust und drückte sie schmerzhaft zusammen. Ich schrie: "Hör auf, bitte … bitte … hör auf …", zitternd vor Angst. Wie von Sinnen griff er mir zwischen die Beine, steckte seine Finger brutal in mich rein. Die pure Angst pochte in mir. Bloß stillhalten, sagte ich mir immer und immer wieder. Ich dachte an mein Kind. Bitte, bitte lieber Gott, lass sie nicht wach werden. Ich schrie nicht, Michael grunzte wie ein Tier. Schrecklich! Er wuchtete sich auf mich und nahm sich brutal, was er wollte. Als er fertig war, gab er mir noch zwei Ohrfeigen, weil ich ihn nicht freudestrahlend und verführerisch im Bett erwartet habe. Das war so absurd und gestört, ich konnte es nicht fassen. Hätte ich mich gewehrt, wären die Schläge noch mehr und härter geworden. Die Devise war: Stillhalten und hoffen, das es vorbeigeht.

Als er endlich fertig war, ging ich ins Bad, eher schleppte ich mich. Mein Unterleib schmerzte und brannte unbarmherzig. In dieser Nacht konnte ich nicht weinen. In mir war alles kaputt. Fing alles wieder von vorne an? Der ganze Horror und Wahnsinn? Ich wollte es nicht glauben. Ja, ich hoffte sogar, dass es wieder "nur" ein Ausrutscher war. Ich nahm ein Bad und legte mich auf das Sofa im Wohnzimmer. Ich starrte ins Dunkle.
Wie blauäugig, gutgläubig und naiv ich doch war.

Am nächsten Morgen machte ich wie immer das Frühstück. Meine Tochter saß schon am Tisch, als Michael reinkam. Ich sah, wie sie förmlich in sich zusammensackte. Mein armes Kind – starr vor Angst. Ich hatte Herzrasen, aber er blieb ruhig.

Wir hatten Samstag und mein Mann würde am Nachmittag zum Fußball gehen. Ich hoffte inständig, dass es so ruhig verläuft, wie in den letzten Monaten. Da kam er nicht vom Fußball betrunken nach Hause und tyrannisierte mich nicht. Ich hoffte, dass er sich nicht betrinken würde.

Meine Hoffnung wurde gnadenlos zerstört. Michael kam sturzbetrunken nach Hause. Ich saß im Wohnzimmer und sah fern. Er stürzte zu mir, griff in meine Haare und schleppte mich daran hoch ins Schlafzimmer. Er zerrte mich hinterher, als wäre ich ein Handtuch. Er prügelte mich durch den Raum. Immer wieder tanzten seine Fäuste über meinen Körper. Schützend hielt ich die Arme über meinen Kopf. "Aufhören! Bitte … hör auf!", wimmerte ich. Endlich, nach einer gefühlten Ewigkeit ließ er von mir ab und stürzte nach draußen. Als ich meine Sinne wieder einigermaßen beisammen hatte, sah ich meine Tochter in der Tür stehen. Sie weinte bitterlich. Ich schleppte mich unter Schmerzen zu ihr und wir gingen in mein Bett. Wir hielten uns in den Armen und weinten beide. Plötzlich brüllte mein Mann im Zimmer: "Mareike, raus mit dir! Raus!" Die kleine Maus gehorchte.

Michael schmiss die Tür hinter ihr krachend zu. Wieder vergewaltigte er mich. Seine Alkoholfahne war ekelerregend, wie jedes Mal.

13.

Mein Leben glich einem einzigen Wahnsinn und Horror. Ich war gefangen in der Hölle meiner Ehe. Gewogen habe ich zu dieser Zeit nur noch 43 kg. Ich lebte nicht mehr, ich funktionierte nur noch. Mich interessierte die strahlende Sonne nicht mehr, das Gezwitscher der Vögel hörte ich nicht mehr und die bunten Farben der Natur nahm nicht mehr wahr. Für mich war alles nur noch dunkel und schwarz. Freude kannte ich keine, von Lebensfreude ganz zu schweigen. Freude braucht jeder Mensch wie die Luft zum Atmen. Ich hatte keine Freude mehr. Ich bestand nur noch aus unbändiger Angst, Ekel und Panik. Mechanisch führte ich den Haushalt. Ständige Angst und Herzrasen begleiteten mich vierundzwanzig Stunden jeden Tag. Das Schlimmste jedoch war für mich, dass meine Tochter alles mitbekam. Sie stand jetzt nicht mehr bei Michaels Ausbrüchen in der Tür und weinte. Das traute sie sich nicht mehr, weil sie dann auch Schläge bekam. Ich erfuhr viel später von ihr, dass sie sich die Decke über den Kopf gezogen und sich die Ohren zugehalten hatte. Später hat sie dann über Kopfhörer laute Musik gehört. Mein armes, kleines Mädchen!!!

Zu dieser Zeit hatte ich noch lange, blonde Haare. So hat mich Michael auch kennengelernt. Er liebte meine Haare. Ich hasste meine Haare, weil er mich ständig daran ins Schlafzimmer zog oder wo immer er mich hinhaben wollte. Das war so schmerzhaft. Ich dachte jedes Mal, er reißt mir die Kopfhaut herunter. Also entschloss ich mich, mir meine Haare abschneiden zu lassen. Ich wollte einen schönen kurzen Stufenschnitt. Das Geld dafür musste ich vom Haushaltsgeld abzwacken. Das tat ich und ging, ohne sein Wissen, zum Friseur. Als ich dort fertig war, fand ich es gar nicht so schlecht. Da ich mittlerweile nur noch Haut und Knochen war, machte es mein Gesicht etwas voller. Aber was würde der gnädige Herr dazu sagen? Ich hoffte, dass es ihm gefiel. Ich kam mit ihm zusammen nach Hause, er kam gerade von der Arbeit und ich gleichzeitig vom Friseur. Noch vor der Tür blaffte er mich an: “Wie siehst du denn aus? Ich hoffe, das ist eine Perücke.” Peng, Herzrasen kroch in mir hoch und meine Knie schlotterten wie verrückt. Ich schüttelte stumm den Kopf, während ich die Haustür aufschloss. Mareike war zum Glück bei einer Freundin.

Ich wollte Kaffee ansetzen, da packte er mich an den Schultern und schüttelte mich. "Wieso hast du das getan? Die schönen Haare." Ich traute mich, ihn anzupampen: "Dass du nicht mehr reingreifen und daran ziehen kannst, wie ein Irrer. Das tut nämlich richtig weh." Michaels Augen funkelten mich an, sein Gesicht war wutverzerrt. Ich kassierte sofort ein paar Ohrfeigen. "Und das von meinem schwer verdienten Geld? Du Schlampe, so verprasst du mein Geld? Guck dich doch mal an, wie du aussiehst!", beschimpfte er mich und schlug auf mich ein. Er wollte in meine Haare greifen, aber da hatte er keinen Halt mehr. Das machte ihn noch wütender. Er trat mir mit voller Wucht in den Po. Mein damals angeknackstes Steißbein tat höllisch weh. Die Schmerzen sind nie richtig weggegangen. Wenn er mich schlug oder trat, tat es immer wieder weh. Michael schlug mich durch die ganze Küche. Dann nahm er den Besen und schlug damit auf meinen Rücken ein, bis ich am Boden kauerte und nicht mehr hochkam. Ich wimmerte vor Schmerzen. Blut lief mir über das ganze Gesicht. Meine Nase war gebrochen und blutete, meine Lippen waren aufgeplatzt und bluteten ebenfalls. Endlich ließ er von mir ab und raste nach draußen. In diesem Moment kam meine Tochter nach Hause. Mir war es nicht möglich, aufzustehen. Das Einzige, was mich beherrschte, war die Angst, dass er zurückkommt und weitermacht. Ich sagte leise: "Schätzchen, geh in dein Zimmer, ich komme gleich nach, ja?" Mit großen, weinenden Augen kniete sich meine Tochter zu mir. Ich bekam kaum noch Luft. Mein Brustkorb zog sich zusammen. Es war furchtbar. "Nein, Mama, ich rufe jetzt einen Arzt und du zeigst den an!"

Mareike war mittlerweile 12 Jahre alt und rief den Notarzt. Mein Mann hatte mich krankenhausreif geschlagen. Bevor der Arzt da war, kam Michael rein und beschimpfte mich weiter: "Mach doch nicht so ein Theater, du Miststück. Steh auf und mach Essen." Da trat Mareike ihm entgegen: "Gar nichts macht Mama. Sie ist verletzt und bekommt keine Luft." Peng, sie fing sich sofort auch eine Ohrfeige ein. In diesem Moment klingelte es und der Notarzt war da. Gott sei Dank! Wer weiß, was er ihr sonst noch angetan hätte. Ich hatte drei gebrochene Rippen, eine gebrochene Nase und ein gebrochenes Steißbein. Von den Gesichtsverletzungen ganz zu schweigen. Ich musste mit ins Krankenhaus und blieb dort für drei Tage. Länger wollte ich nicht bleiben, ich wollte zu meinem Kind. Sie war in der Zeit bei meinen Eltern, aber da hatte ich auch keine Ruhe.

Als ich wieder zu Hause war, fragte mich meine Tochter: "Warum sind deine schönen Haare ab?" Ich antwortete ihr ehrlich: "Weil ich nicht mehr will, dass Papa mich daran herumzieht. Das tut höllisch weh." Mareike nickte traurig. "Mama, lass uns fortgehen, der schlägt dich irgendwann tot." Sie hatte ja so recht, aber ich hatte nicht den Mut und auch nicht die Kraft dazu. Ich konnte es einfach nicht. Ich sagte nur: "Ja mein Schatz, wir werden sehen."

Als ich wieder zu Hause war, ließ Michael mich in Ruhe. Ungefähr acht Wochen fühlte ich mich wie in der berühmten Ruhe vor dem

Sturm. Bei kurzen Haaren musste man ja einmal öfter zum Frisör gehen, als bei langen Haaren. Das tat ich dann auch. Auch konnte ich mittlerweile wieder einigermaßen schmerzfrei sitzen.

Zu dieser Zeit hatte ich mich im Klinikum in unserer Kreisstadt beworben und bekam eine Arbeit in der Radiologie als medizinische Schreibkraft. Es war eine schwere Zeit am Anfang, da ich kein Wort Latein konnte. Aber ich arbeitete mich schnell ein, meine Kolleginnen halfen mir, wo sie konnten. Ihnen blieb auch nicht verborgen, was bei mir zu Hause los war. Die Spuren im Gesicht sprachen Bände. Da mich Michael so übel zugerichtet hatte, war ich drei Wochen krankgeschrieben. Als ich dann wieder auf Arbeit kam, empfingen sie mich mit den Worten: "Schön, dass du wieder da bist, aber wo sind deine schönen, langen Haare?"
"Ich konnte sie nicht mehr sehen, ich wollte mal etwas anderes", log ich. "Ja, das steht dir auch ganz gut", sagten sie zu mir. Das freute mich.

Als ich von der Arbeit kam, bereitete ich den Kaffeetisch für Michael und mich. Er kam, trank seinen Kaffee und sagte zu mir: “Komm mal mit dem Stuhl zur Steckdose an der Tür!” Ich sah ihn fragend an und rührte mich nicht. “Jetzt komm endlich und mach!“, schnauzte er mich an. Was hatte er vor? Ich nahm meinen Stuhl und setzte mich an die Küchentür, wo die Steckdose war. Da holte er aus seiner Arbeitstasche einen Rasierapparat und begann, mir die Haare abzurasieren. Als er beim ersten Mal ansetzte, sprang ich hoch und rannte weg vom Stuhl. Er kam hinterher, ergriff mich und schmiss mich regelrecht auf diesen verdammten Stuhl. “Wenn du nicht gleich still sitzen bleibst, dann erlebst du dein blaues Wunder! Also Schnauze halten, du Miststück.“ Das tat ich dann auch und ließ ihn gewähren. Der Rasierapparat surrte über meinen Kopf, ich weinte bitterliche, stumme Tränen. Ich glaube, ich brauche keinem Menschen sagen, was es bedeutet, wenn man die Haare gegen seinen Willen abrasiert bekommt. Das ist mit das Schlimmste, was man einem Menschen antun kann. Die Haare gehören zur Persönlichkeit eines jeden Menschen. Ich weiß nicht, ob es für Männer genauso ist, wie für Frauen, aber ich glaube es. Es ist für jeden schlimm. Davon bin ich überzeugt.

Ich saß wie erstarrt auf dem Stuhl. Zu einem klaren Gedanken war ich nicht fähig. Ich schrie nicht, ich schlug nicht um mich, nein, ich saß nur da und wartete, bis er mit seinem Werk fertig war.
In meinem Kopf überschlug sich alles. Gedanken schwirrten durcheinander, dann war der klare Gedanke da: ‘So kann ich doch nicht auf Arbeit oder auf die Straße gehen.’

Plötzlich kam Mareike herein und sah die Bescherung. Michael lachte ekelhaft: “Guck mal, sieht deine Mutter jetzt nicht schick aus?” Mareike stand, so glaube ich, total unter Schock. “Papa, was machst du da? Bist du jetzt völlig verrückt geworden? So etwas tut man doch niemanden an”, schrie sie. Deshalb denke ich, dass sie unter Schock stand, sonst hätte sie sich das nicht getraut. Michael lachte nur höhnisch. “Die wachsen doch wieder. Und wage es nicht, noch einmal zum Friseur zu gehen. Die werden wieder lang wachsen.” Ich saß immer noch auf dem Stuhl, unfähig mich zu rühren. Ich starrte vor mich hin. Ich nahm nichts mehr wahr, meine Umgebung nicht, meine Tochter nicht und selbst Michael war mir gerade egal. Egal, was er mir noch antun wollte. Ich muss auch unter Schock gestanden haben. Eine Ewigkeit verging, bis ich aufstand und ins Bad zum Spiegel ging. Jetzt brachen bei mir alle Dämme. Ich schrie: "Neeeeeiiiiiiin, Neeeeeiiiiiiinnnnn, was hast du gemacht? Ich kann doch so nicht zur Arbeit gehen. Du Schwein!!!" Das hätte ich lieber nicht gesagt. Er stürzte auf mich zu, zerrte mich am Arm hoch ins Schlafzimmer und vergewaltigte mich anal. Ich schrie und schrie und schrie.

Ich ging täglich mit Mütze zur Arbeit und nahm sie dort auch nicht ab. Doch meine Fassade konnte ich an diesem Tag nicht aufrecht erhalten. Als meine Kollegin mich fragte, warum ich denn die Mütze nicht abnahm, brach ich heulend zusammen und erzählte, was Michael getan hat. Meine Chefin kam dazu, weil ich mich nicht mehr beruhigen konnte. Beide nahmen mich in den Arm und weinten mit mir.

Es war wirklich schlimm. “Geh ins Frauenhaus Martina. Du MUSST da raus.” Ich wusste ja, dass ich da raus musste, aber ich hatte nicht den kleinsten Anflug an Mut oder Kraft. Ich schaffte es einfach nicht. Meine Chefin bot mir sogar an, ein paar Tage bei ihr unterzukommen. Das konnte ich nicht. Es war und ist bis heute für mich undenkbar, jemanden zur Last zu fallen oder zu nerven. Aber ich war ihr unendlich dankbar für dieses Angebot.

Wozu war dieser Mann noch fähig? Was fiel ihm noch alles ein?
Er war zu allem fähig, das war mir klar. Aber trotz allem schaffte ich es nicht, von ihm wegzugehen. Ich hatte solche Angst, dass ich dann zurück zu meinen Eltern müsste. Mir allein eine Wohnung suchen mit meinem Kind? Dazu fühlte ich mich nicht fähig. Michael würde mich nie in Ruhe lassen und wenn ich bei meinen Eltern wäre, würde mich mein Vater nicht in Ruhe lassen.
Es war ein Teufelskreis.
Ich kann es nicht in Worte fassen, wie es in mir aussah.

Ich hatte das Gefühl, mein Mann dachte den ganzen Tag darüber nach, wie er mich demütigen, schlagen und vergewaltigen konnte. Was anderes schien ihn nicht mehr zu interessieren. Als seine Frau sah er mich schon lange nicht mehr. Er zeigte immer mehr sadistische Züge.

Mein Leben wurde immer mehr zum Albtraum. Leider finde ich kein passendes Wort für diese Hölle. Hölle ist noch untertrieben.
Wie lange brauchte ich denn noch, um endlich wach zu werden? Wann habe denn endlich den Mut, mich zu trennen? Vor allen Dingen mein Kind zu schützen?

Ich sollte noch lernen, dass noch lange nicht das Ende der Fahnenstange erreicht war.

14.

Meine Haare sind zum Glück schon wieder nachgewachsen, sodass ein normaler Stufenschnitt wieder möglich war.

Einmal jährlich im September fand in unserem Ort ein Dorffest mit Tanzveranstaltung am Samstagabend statt. Dahin gingen wir jedes Jahr mit unseren zwei befreundeten Pärchen. Michael war immer betrunken, wenn wir nach Hause gingen. Ein paar Ohrfeigen fing ich mir dann immer zu Hause ein.

In jenem Jahr habe ich einen ehemaligen Klassenkameraden getroffen. Er war mit seiner Frau dort. Wir haben uns in der Schule immer super verstanden, deshalb war die Freude groß, als wir uns sahen. Wir umarmten uns und gingen dann mit unseren Partnern an die Bar und tranken einen Cocktail. Dann gingen wir wieder zu unseren Freunden und er an seinen Tisch. Später am Abend kam Torsten – so war sein Name – und forderte mich zu einem Tanz auf. Er war ein guter Tänzer. Während wir tanzten, redeten und lachten wir die ganze

Zeit. Nach drei Songs brachte er mich zurück an unseren Tisch. Ich lächelte meinen Mann vorsichtig an, ein unangenehmes Bauchkribbeln machte sich in mir breit. Aber Michael lächelte. Es schien alles gut zu sein. Es wurde ein richtig schöner Abend. Wie schon gesagt, mit Michael konnte man gut feiern und er tanzte super.

Irgendwann gegen 01:00 Uhr nachts gingen wir alle nach Hause. Ich hatte kaum die Haustür aufgeschlossen, da trat Michael mir mit voller Wucht in den Po. Sofort meldete sich mein Steißbein wieder. Es tat so höllisch weh. Dann stieß er mich brutal ins Haus. In diesem Zustand seines Alkoholrausches war er zu allem fähig. Ich hatte unbeschreibliche Angst. Er brüllte mich an: “Na hattest du Spaß mit dem Typen? Bist ja gar nicht aus dem Lachen rausgekommen”, und rums schlug er mir mit der Faust ins Gesicht. Meine Nase blutete sofort. “Hör auf, da war doch gar nichts, wir haben doch nur getanzt“, sagte ich zitternd. “Halt deine Schnauze, ich habe doch gesehen, wie du ihn angehimmelt hast.” Und wieder landete seine Faust in meinem Gesicht. Meine Lippe war aufgesprungen. Er prügelte mich bis hoch ins Schlafzimmer. Ich wusste gar nicht, was ich zuerst schützen sollte. Er traf und schlug mich überall hin. Als er sich abreagiert hatte, ging er hinunter in die Küche. Ich lag auf dem Boden und konnte mich nicht rühren. Leise ging die Tür auf und meine Tochter raste zu mir. Schon wieder hatte ich mit Atemnot zu kämpfen. Ich konnte nicht mehr. Mein armes kleines Mädchen rief den Notarzt. Er und die Rettungssanitäter stützten mich und brachten mich aufs Bett. Sie wollten mich mit ins Krankenhaus nehmen, aber ich wollte das nicht. Ich wollte bei meinem Kind bleiben. Sie war doch erst vierzehn Jahre alt. Ich traute Michael alles zu. Der Arzt versorgte meine Wunden und sprühte mir etwas auf die Zunge, dass ich wieder normal atmen konnte. Er legte mir nahe, in ein Frauenhaus zu gehen. Da sie mich auf dem Boden vorfanden, weil ich nicht mehr gehen konnte, brauchte ich von einem Sturz nichts zu erzählen. Sie sahen genau, was hier passiert war. Es war mir so entsetzlich peinlich. "Zeigen Sie Ihren Mann an, Frau Woknitz." Um Himmels willen, das hätte ich mich nie getraut, er würde mich umbringen, wenn ich ihn

anzeigen würde.
Als sie weg waren, legte sich meine Tochter zu mir und streichelte mich. Von Michael sahen wir in dieser Nacht nichts mehr. Zum Glück!

Am nächsten Morgen, Mareike hatte das Frühstück zubereitet, setzte er sich wortlos an den Tisch und aß. Er sah mich nicht an. Als wir alle fertig waren, sagte er: "Siehst du, wie weit du mich bringst? Ich will das alles auch nicht, aber du bringst mich immer wieder dazu." Ich sah ihn fragend an und sagte ganz leise, weil mir das Sprechen wehtat: "Was habe ich denn getan? Da war doch gar nichts. Wir haben nur getanzt und waren etwas albern. Mehr war doch gar nicht."
"Halt die Fresse du Schlampe, ich habe doch gesehen, wie du den angehimmelt hast." Ich sagte nichts mehr. Zu groß war meine Angst, dass er wieder zuschlägt. Gott sei Dank tat er das nicht an diesem Tag.

15.

Mareike bettelte mich förmlich, hier abzuhauen und in ein Frauenhaus zu gehen. Es war nicht mehr auszuhalten. Sie tat mir so unendlich leid, dass sie das alles miterleben musste. Ich wollte immer eine gute Mutter sein. Ich war immer für sie da, spielte mit ihr, später stand ich ihr immer mit Rat und Tat zur Seite in schulischen und privaten Dingen. Aber war ich eine gute Mutter? Niemals. Ich müsste hier raus, weg aus diesem Wahnsinn, mit meiner Tochter ein neues Leben anfangen. Das wäre der richtige Weg gewesen, um eine gute Mutter zu sein.

Meine Eltern hatten mir mittlerweile das ganze Grundstück mit den zwei Häusern überschrieben. Aber nur mir, Michael stand nicht im Grundbuch. Ich brauchte ihn eigentlich nur rauszuschmeißen. Um Gottes willen, allein der Gedanke, wie er sich verhalten würde, brachte mich schier um den Verstand. Und dann noch meine Eltern. Wie peinlich wäre das denn im Ort? Was sollten denn die Leute sagen? So bin ich aufgewachsen. Immer schön eine wunderschöne Fassade aufrechterhalten, alles ist in Ordnung. Ich traute mich einfach nicht, Michael aus dem Haus zu verweisen.
Manchmal glaubte ich, all das, was hier pas-

sierte, sei ein einziger Albtraum und ich würde irgendwann aufwachen. Aber leider war es kein Traum, es war bitterste Realität.

Ich ging arbeiten, kochte, putzte und war, soweit ich konnte, für mein Kind da. Innerlich war ich vollkommen leer. Nervlich und seelisch war ich kaputt. Das wusste ich und das sah ich auch ganz klar ein. Aber der Schritt zur Befreiung aus diesem Wahnsinn, der fehlte mir noch. Ich muss auch leider sagen, ich dachte gar nicht darüber nach. Ich war nichts anderes wert, als gedemütigt, geschlagen und vergewaltigt zu werden. Da war ich felsenfest überzeugt und so war auch meine Wahrnehmung. Meine Eltern und mein Mann hatten recht, ich taugte nichts, ich war hässlich und ekelig. Und solchen Menschen kann man wehtun, so sehr und so oft man wollte. Ich ergab mich meinem Schicksal von klein auf. Warum sollte es jemandem wie mir anders ergehen? Das war für mich undenkbar.

16.

Michael liebte es, mich anal zu vergewaltigen. Aber seit Neuestem kündigte er es mir ein bis zwei Stunden vorher an. Er wollte nicht mehr, dass nach den analen Vergewaltigungen Rückstände auf seinem Penis blieben. Wie ich das alles fand, war egal. Hauptsache der Herr hatte seinen Spaß. Wenn ich da "rein" war, konnte ich ihn danach auch noch oral befriedigen. Das musste ich ja sonst auch nach der analen Vergewaltigung, aber er war der kranken Überzeugung, dass es für mich dann nicht so ekelig wäre. Als wollte er mir einen "Gefallen" tun, dieser kranke Mensch. Es war brutal, schmerzhaft und demütigend, immer wieder aufs Neue. Ich hätte so etwas NIEMALS freiwillig getan.

"Verpass dir einen Einlauf und dann besorge ich es dir mal wieder richtig, so wie du es gern hast." Da wusste ich, was die Stunde geschlagen hatte. Ich musste mir vor einiger Zeit schon aus der Apotheke ein paar Klistiere besorgen. Ich kann hier nicht beschreiben, was in einem vorgeht, wenn man weiß, welche Brutalität auf einen zukommt und man sich dafür noch schön vorbereiten muss.

Ich musste mir diesen Einlauf verpassen, nach dem Toilettengang duschen und schöne Dessous anziehen, mich aufs Bett legen und ihn verführerisch rufen. Es war die Hölle. Ich zitterte am ganzen Körper, wenn er hochkam. Er strahlte mich an.

Er drehte mich brutal auf den Bauch und drang sofort anal in mich ein. Kein Vorspiel, keine Gleitcreme, kein Streicheln – nichts. So war es immer. Michael liebte Vergewaltigungen. Er stieß brutal zu, es tat höllisch weh. Man glaubt wirklich, es zerreißt einen. Ich schrie vor Schmerzen. Er hatte es schon so oft getan, aber es tat immer wieder aufs Neue entsetzlich weh. Ich hoffte immer nur, dass es endlich vorbeigeht. Als es endlich so weit war und er mit einem Grunzen zur Seite fiel, lag ich noch eine Weile so da, ohne mich zu bewegen. Das konnte ich vor Schmerzen nicht. Später stand ich auf und schleppte mich unter die Dusche.

Plötzlich flog die Badtür auf und Michael stand im Bad. "Warum bist du nicht im Bett?",

fragte er mich bedrohend. “Weil ich duschen wollte”, antwortete ich. “Werd fertig, ich habe noch einen schönen Pornofilm für uns“, lachte er höhnisch.
‘Nein, nicht schon wieder’ dachte ich. Wie ich das alles hasste. Er hatte auf dem Bett neue Dessous hingelegt, die ich anzuziehen hatte. Wir sahen uns den Pornofilm an. Das heißt, er sah ihn sich an, meine Gedanken schweiften ab. Ich sah zwar hin, das musste ich, sonst würde ich Prügel beziehen, meine Angst dabei stieg ins Unermessliche und dann schaffte ich es irgendwann, dass meine Gedanken abschweiften. Ich war nur noch eine Hülle. “So, Süße, jetzt geht unser Spaß los.” Er griff in meinen BH und kniff an meinen Brüsten. Er drückte die Brustwarzen so brutal zusammen, dass ich aufschrie. So holte er mich brutal in die Realität zurück. Seine Zunge und Zähne waren überall. Er ließ plötzlich von mir ab, aber nur, um mich anzubinden. Er band meine Füße und meine Handgelenke zusammen. “Wenn deine Beine zusammen sind, bist du so schön eng. So magst du es doch auch.” Brutal drang er in mich ein. Ich konnte nichts tun, nichts steuern, dass es vielleicht nicht ganz so

weh tat. Bei manchen Stellungen kann man das ja. Ich lag zusammengebunden auf dem Rücken und er war in mir. Dabei biss er laufend in meine Brust. Als er endlich kam, spritzte er mir sein ekelhaftes Zeug ins Gesicht.
Nach Stunden war der Horror vorbei und ich "durfte" duschen gehen.

Was war ich? Wer war ich? Ich war seine Frau, seine Haushälterin, sein Prügelknabe und seine Sexsklavin. Mehr war ich nicht. Abschaum!!! So behandelte er mich mittlerweile täglich.

Es gab keine Zärtlichkeiten mehr zwischen uns. Michael nahm sich alles nur mit Brutalität. Normalen Sex hatten wir keinen mehr. Das machte ihm scheinbar keinen Spaß mehr. Mich wehrlos oder schmerzverzerrt zu sehen, das erregte ihn ungemein.

Heute sage ich ganz klar – mein Mann war ein Sadist. Alles was er tat, war unnormal.

Man kann das alles machen, es ist ja nicht verboten, aber dann bitte nur in beiderseitigem Einverständnis. Wenn einer es nicht möchte, dann soll man sich das nicht mit Brutalität nehmen. Aber Sadisten ticken leider so. Je mehr der Mensch leidet, desto mehr stachelt sie das an.

17.

So verlief mein Leben. Ich ging arbeiten. Mareike ging zur Schule. Sie wurde immer verschlossener und lustloser. Ich konnte sie so gut verstehen. Ich wog nur noch 40 kg. Mein Mann jedoch mittlerweile 105 kg. Ich traute mich kaum noch auf die Straße, arbeiten gehen war mittlerweile auch fürchterlich für mich. Die Spuren der Gewalt ließen sich immer weniger verdecken. Jeder Blinde hätte mir ansehen können, wie kaputt und geschunden ich war. Selbst in der größten Sommerhitze trug ich lange Sachen, dass man wenigstens die Spuren am Körper nicht sehen konnte. Ich ging auch fast nur noch in gebückter Haltung. Mareike machte mich eines Tages darauf aufmerksam. Unmerklich verfiel ich immer mehr in die duckende Haltung. Genauso fühlte ich mich auch – klein und wertlos.

Wir besuchten immer mal unsere Freunde oder sie kamen zu uns. Das machte mir alles keine Freude mehr. Ich wusste ja, was hinterher, wenn alle weg waren, zu Hause los war. Er prügelte und/oder vergewaltigte mich. Er hätte doch nur mal zärtlich zu sein brauchen, dann hätten wir doch normalen Sex haben können. Wie gesagt, normalen Sex. Michael verstand darunter leider etwas anderes als ich.

Ich funktionierte. Die tägliche Gewalt hinterließ immer mehr Spuren. Ich war leichenblass, hatte dicke Augenringe und war sehr dünn. Meine Eltern MUSSTEN gesehen haben, was bei uns los war. Wir lebten auf dem gleichen Grundstück und Eltern sehen doch, wenn es dem eigenen Kind schlecht geht. So aber nicht meine Eltern. Denen war es schon immer egal, wie es mir ging und so ist es da auch gewesen. Es schien sie nicht zu interessieren.

Als Michael eines Abends aus der Kneipe kam, sagte er zu mir: "Ich würde dich gern mal rasieren", abwartend sah er mich an. "Nicht wieder meine Haare ...", stammelte ich.
"Nein, nicht deine Haare ...", lachte er ekelig. "Deine Muschi." Ich war entsetzt. Was wollte er? Das kann doch alles nicht wahr sein.

"Weißt du was? Das machen wir jetzt. Mareike ist bei deinen Eltern, sie kriegt nichts mit."

“Nein Michael, das machen wir nicht“, sagte ich mit zitternder Stimme.
Er hörte mir gar nicht zu.

Er holte aus dem Bad meinen Rasierer, befahl mich ins Schlafzimmer, er kam mit einer Schüssel Wasser hinterher. “Nein, das machen wir nicht“, sagte ich noch einmal, vor Angst bebend. Daraufhin schlug er mir brutal ins Gesicht und ich gehorchte. Ich musste Dessous anziehen, ohne Slip natürlich und mich breitbeinig auf das Bett legen. Das war so entwürdigend, das kann ich gar nicht beschreiben. Er fing langsam an, mich zu rasieren. Vorher band er mir jedoch die Handgelenke zusammen, sodass ich nicht dazwischenfunken konnte. Er fing zwar langsam an, aber das war nur für ein paar Sekunden so. Er wurde schneller und brutaler, war ohne jegliches Feingefühl und Vorsicht. Plötzlich sah ich, dass er eine Rasierklinge in der Hand hat. “Hör auf …”, schrie ich auf. “Das ist nur für den Feinschnitt“, lachte er dreckig. Er hat mich mit der Rasierklinge geschnitten, ich blutete. Ich trat mit meinen Beinen nach ihm, da setzte er sich einfach drauf und fuhr mit seinem Werk fort.

Dann musste ich mich auf allen vieren aufs Bett setzen und er rasierte meinen Po. Schnitt mich jedoch auch dort. Als er endlich fertig war, musste ich in dieser Stellung bleiben und er nahm mich brutal von hinten. Die Schnittwunden brannten wie Feuer bei seinen Stößen. Ich schrie wie eine Wahnsinnige vor Schmerzen. Es war schier unerträglich. Als er endlich fertig mit mir war, rollte er sich auf die Seite und schlief ein.

Von diesem Tag an musste ich jeden Samstag höflich fragen: "Schatz, würdest du mich bitte rasieren?" Alles in mir wehrte sich dagegen, aber ich hatte keine Wahl, wollte ich mich nicht zusammenschlagen lassen. Das wäre vielleicht besser gewesen. Die Wunden waren kaum ein kleines bisschen verheilt, da fügte er mir neue Wunden zu.

Eines Abends nahm ich all meinen Mut zusammen und sprach ihn vorsichtig darauf an: "Schatz, warum tust du mir immer so weh? Macht es dir wirklich Spaß, mich so leiden zu sehen? Liebst du mich denn gar nicht mehr?" Michael sah mich an. "Ich tu dir weh? Du

willst es doch so. Hast doch Spaß dran, meine Schlampe zu sein."
"Nein, das habe ich nicht. Ich möchte deine Frau sein, aber nicht dein sadistisches Spielzeug", erwiderte ich fest.
Böse sah er mich an: "Weißt du was, du bist einfach nichts wert. Guck dich doch mal in den Spiegel? Wer will denn mit dir vögeln? Ich besorge es dir doch gut oder etwa nicht?"
Ich sah ihn wortlos an.

Plötzlich brach es aus ihm heraus: "Du hast eine total kindliche Figur, weil du so dünn bist und so schlecht siehst du ja auch gar nicht aus. Mit dir könnte ich direkt Geld verdienen." Sein Lachen dazu war so ekelhaft. "Wie meinst du das?" Ich wollte den Gedanken gar nicht zu Ende denken. "Wie meine ich das wohl? Es gibt genug Typen, die auf so was wie dich stehen. Warum dann nicht Geld damit verdienen?"
"Du willst mich auf den Strich schicken oder was?"
"Aber nein, Schatz, das tue ich dir nicht an."
Mein Herz machte einen kleinen Sprung. Ich dachte schon ..., da redete er weiter: "Die

kommen hierher. Ein rotes Tuch über die Nachttischlampe, ein paar Kerzen und schon ist das Zimmer wie das einer Nutte. Wir brauchen gar kein Geld zu investieren, aber wir verdienen gutes Geld.” Ich glaubte nicht, was ich da hörte. Ein paar Orte weiter gab es ein Puff und Michael kannte den Chef. Ein Puff war es eigentlich nicht. Das waren fünf Container, die aneinandergereiht waren. Dort mussten die Frauen ihren Freiern zu Willen sein. Er wollte mich an andere Kerle verschachern? Das durfte doch nicht wahr sein. NEIN! NIEMALS! Dann soll er mich totschlagen. “Niemals werde ich das tun, hörst du? Niemals.”

“Das werden wir ja noch sehen“, sagte er bösartig.

“Nein Michael, niemals. Dann schlag mich doch tot.” Daraufhin hob er die Faust, ließ sie aber wieder sinken. Er sagte nichts mehr und ging raus. Ich saß am Tisch und war unfähig, einen klaren Gedanken zu fassen. Ich konnte nicht einmal weinen. Wollte er aus mir eine Nutte machen? Ja, das wollte er. Er kannte keine Grenzen mehr.

An diesem Abend sahen wir fern, Michael war nüchtern. Wir stritten nicht, aber wir redeten auch nicht. Mareike ging früh ins Bett. Sie wollte nicht mit ihrem Vater zusammensitzen, das wusste ich. Sie hatte unbändige Angst vor ihm. Michael und ich sind nach dem Abendfilm ins Bett gegangen. Er wollte natürlich Sex. Dieses Mal wollte er es erst oral, dann von hinten. Ein Vorspiel gab es nicht, deshalb war es schmerzhaft, als er immer wieder zustieß. Dann zog er mich aus dem Bett, drängte mich an die Wand und nahm mich im Stehen. Als er endlich fertig war, legte er sich ins Bett mit den Worten: "Schlaf schön, meine kleine Hure."

18.

Mein Leben war einfach nur noch schlimm. Ich hatte nichts, worauf oder worüber ich mich freuen konnte. Mich interessierte nichts mehr. Das Einzige, was in mir wohnte, war Angst. Unbeschreibliche Angst. Ich zuckte bei jedem Geräusch zusammen. Wenn Michael da war, kam ich mir ganz klein vor und bebte innerlich vor Angst. Ich fing sogar an, mich nicht mehr für Mareikes schulische Leistungen zu interessieren. Ich konnte einfach nicht mehr.

Michael war weiterhin brutal, vergewaltigte mich regelmäßig in allen erdenklich schlimmen Stellungen, zwischen uns fiel kein liebes Wort mehr, auch nicht zu Geburtstagen oder an Weihnachten. Nein, er trank seine Dosis Alkohol jeden Tag und dann war er gewalttätig und gemein.

An diesem Abend war er wieder total betrunken von seiner Kneipentour gekommen, wie jeden Samstag. Aber er blieb ruhig. Er ging gleich ins Bett, als er heimkam. Ich war so froh. Ich hatte endlich mal meine Ruhe, wenn er besoffen nach Hause kam. Ich sah noch etwas fern, ging dann ins Bett und schlief ein.

Ich wurde von seiner lauten Stimme geweckt: “Martina“, rüttelte er mich wütend. Schlaftrunken sah ich ihn an. “Was ist denn.” Darauf brüllte er mich an: “Hörst du das nicht, du blöde Kuh? Die Heizung rauscht.” Ja, das hörte ich auch, aber das war nichts Ungewöhnliches. Das war immer schon so. Es war kaum hörbar, aber ihn störte scheinbar die Fliege an der Wand. “Das ist doch immer so”, sagte ich und wollte weiterschlafen. “Mach, dass es aufhört, verdammt. Steh auf und mach das weg.” Ich begann wirklich, an seinem Verstand zu zweifeln. “Wie soll ich das denn machen?”
“Das ist mir egal, Hauptsache es hört auf.”
Was sollte ich tun? Ich war doch kein Heizungsmonteur. Also stand ich auf und ging in den Heizungskeller und stellte die Heizung ab. Das Rauschen war weg. Als ich zurück ins Bett kam, wuchtete er sich auf mich, gab mir Ohrfeigen, weil ich zu langsam war und das Rauschen erst auf seinen Befehl abstellte.
Am nächsten Morgen kam er herunter und blaffte herum, dass es so kalt war. “Ich sollte

doch das Rauschen abstellen, Schatz", sagte ich vorsichtig.
"Was? Aber doch nicht die Heizung ganz abstellen, du Bekloppte."
Ich bebte schon wieder vor Angst. "Anders kann ich es nicht, dann müssen wir einen Heizungsmonteur kommen lassen. Aber das Rauschen ist doch schon immer da. Es ist so leise, das hat dich doch noch nie gestört."
Er funkelte mich böse an: "Einen Heizungsmonteur? Hast du im Lotto gewonnen? Ja gut, ich sagte dir ja schon, mit dir könnte man Geld verdienen", und stürzte auf mich zu. Er prügelte mich durch die Küche. Alles, was er in die Hände bekam, warf er an die Wand oder nach mir. Mareike rannte panisch raus. Seine Fäuste tanzten mal wieder über meinen ganzen Körper. Er zerrte mich bis in die Veranda, öffnete die Eingangstür und stieß mich die Treppe herunter. Ich hatte nur einen dünnen Schlafanzug an und es war bitterkalt draußen. "Bleib ja draußen, du ekelhafte Schlampe." Ich versuchte, aufzustehen, doch das war mir nicht möglich. Mareike kam herausgerannt und streichelte mich. "Mama komm, versuch aufzustehen. Ich stütze dich."

“Nein, mein kleiner Engel, ich kann da nicht rein. Der bringt mich um.”
“Doch Mama, du kommst mit rein. Du holst dir den Tod hier draußen.”
Ich schleppte mich in die Garage. “Hier bleibe ich erst mal, Maus”, sagte ich bibbernd zu meiner süßen Tochter. Sie blieb bei mir, tröstete und streichelte mich. Nach gefühlten Stunden kam Michael raus und brüllte: “Komm rein und mach was zu Essen.” Das tat ich dann auch unter wahnsinnigen Schmerzen.

19.

An einem Dienstagnachmittag im März 2007 stand meine Mutter verheult in der Tür. Sie sagte mir, dass mein Vater ins Krankenhaus musste, weil er immer umkippte. Es berührte mich nicht. Sie bat mich, am nächsten Tag mit ihr ins Krankenhaus zu fahren. Ich sagte zu. So blöd war ich. Sie war nie für mich da, jetzt brauchte sie mich und ich sollte für sie da sein. Aber ich tat wie immer alles widerspruchslos.

Um zehn Uhr hatten wir einen Termin bei seinem behandelnden Arzt. Er eröffnete uns, dass mein Vater Lungenkrebs im Endstadium hatte. Für meine Mutter war das der Schock ihres Lebens. Ich glaube, sie liebte diesen Mann immer noch. Bei mir kam das alles gar nicht an. Ich hörte es, aber es berührte mich nicht. Von meinem Vater kannte ich nur Böses. Aber ich bin mit meiner Mutter jeden Tag ins Krankenhaus gefahren. Ja, so war ich. Immer für alle da.

Ich hätte ihm am Krankenbett so vieles sagen wollen. Ich wollte, dass er vor meiner Mutter zugibt, was er mir jahrelang angetan hatte. Ich wollte, dass er zugab, dass es nicht meine Schuld war. Jeden Tag überlegte ich hin und her, welche Worte ich finden soll. Dann sah ich ihn da täglich liegen, dem Tod näher als dem Leben und fragte mich, warum sollte ich das jetzt noch tun? Selbst wenn er sagen würde: ‘Ja es war so’ oder: ’Es tut mir leid’ oder irgendwas, es hätte mir nichts gebracht. Ich werde ihm niemals verzeihen können. Hätte ich ein normales Elternhaus gehabt, wäre mir die Hölle mit Michael bestimmt erspart geblieben.

Hätte ich ein normales Selbstwertgefühl und wäre nicht nur durch meine Angst gesteuert, wäre mein Leben bestimmt besser verlaufen und mein unschuldiges Kind hätte nicht so viel Leid und Böses miterleben müssen.

Nein, ich würde ihm nie verzeihen. Das war glasklar und deshalb sagte ich nichts. Ich konnte ihn jedoch auch nicht berühren und irgendwelche ermunternde Worte sagen.

Ich stand einfach nur still im Krankenzimmer und ging dann raus auf den Flur. So lief das jeden Tag ab.

Im Juni 2007 rief mich meine Mutter schluchzend an: “Papa ist gestorben.” Ich sagte nichts und legte einfach auf. Mein Vater war tot. Das Monster aus meiner Kindheit war weg. Ich war zu keinem Gefühl fähig. Keine Trauer, keine Freude – NICHTS. Mein Vater war zwar weg, aber zu Hause hatte ich ja immer noch die Hölle. Aber Michael schlug mich in den nächsten zwei Wochen nicht einmal. Er nahm sich zwar den Sex, wie er wollte, aber Schläge bekam ich keine in dieser Zeit.

Zwei Wochen nach der Beisetzung drehte er jedoch wieder durch. An einem Sonntag schlug er mich zusammen, ich weiß bis heute nicht, wie es dazu kam. Die Erinnerung daran ist weg. Wieder einmal schlug er mich krankenhausreif. Meine Tochter rief den Notarzt, weil ich nicht mehr ansprechbar war. Als ich abtransportiert war, rannte sie zu meiner Mutter und erzählte ihr, dass ich zusammengeschlagen im Krankenhaus liege. Nachmittags kam sie mich mit Mareike besuchen. Ich dachte, sie tröstet mich oder steht mir bei. “Na, du wolltest den doch unbedingt. Hals über Kopf bist du zu dem gegangen. Nun sieh mal zu,

was du machst."
Das war so typisch. Bloß nicht für mich da sein.

Vier Wochen waren seit dem Krankenhausaufenthalt vergangen, da brach ich komplett zusammen. Nichts ging mehr. Ich kam nicht mehr aus dem Bett, ich hatte Atemnot und Herzrasen. Wieder war der Notarzt da und versorgte mich. Am nächsten Tag konnte ich zu meiner Hausärztin gehen und ich offenbarte mich ihr. Nicht in allen Einzelheiten, das schaffte ich nicht, aber was ich ihr erzählte, ließ sie erschauern. Dabei war es nur die Spitze des Eisbergs, die ich offenbarte. Ich sagte ihr auch, dass viel mehr passiert ist, aber ich nicht darüber reden könne. Sie war eine sehr mitfühlende Frau und wies mich in eine psychiatrische Tagesklinik ein.
Da war ich jeden Nachmittag zu Hause und das wollte ich. Ich wollte bei meinem Kind sein. Sie war zwar nicht mehr klein, aber trotzdem wollte ich sie nicht allein lassen. Mein Gewicht war mittlerweile erschreckend. Ich wog nur noch 39 kg. Die Tagesklinik tat mir gut und die Gespräche mit der Psycholo-

gin ebenfalls. Es war, als bekäme ich neue Kraft. Nach sechs Wochen war die Therapie in der Klinik vorbei. Obwohl ich täglich in die Klinik gefahren wurde, nahm Michaels Brutalität nicht ab.

20.

Mein Vater war tot und ich fasste neuen Mut. Vor wem sollte ich noch Angst haben? Vor meiner Mutter allein hatte ich keine Angst. Ihre abwertenden Sprüche interessierten mich nicht mehr. Ich habe die Hölle erlebt als Kind und in meiner Ehe. Jetzt war ich fest entschlossen, mein Leben zu ändern. Ich wollte alles so schnell wie möglich hinter mich bringen, solange ich die Kraft und den Mut hatte.

Ich brauchte nicht auf Arbeit, da ich noch krankgeschrieben war. Ich saß in der Küche, trank einen Kaffee und plötzlich schien es mir, wie Schuppen von den Augen zu fallen. Ich hielt diese Hölle nicht mehr aus. Michael musste raus, weg, ganz weg. Ich ging wie ferngesteuert ins Schlafzimmer und packte seine Sachen. Alles, was ihm gehörte, packte ich. Ich wollte nichts mehr von ihm sehen.

Als Michael an diesem Tag von der Arbeit kam, stellte ich ihm seinen gepackten Koffer und gepackte Kartons vor die Füße. “Ich will, dass du verschwindest. Verschwinde aus meinen Leben." Ich wurde bei den Worten fast ohnmächtig vor Angst. Aber ich sah ihn fest an. Ich war zu allem entschlossen. Ich konnte einfach nicht mehr. Ich ertrug ihn nicht mehr. Er ekelte mich nur noch an. Michael machte einen Schritt über den Koffer und setzte sich an den Küchentisch. "Wo bleibt mein Kaffee?" Ich stand in der Küche und sah ihn an: "Es gibt hier keinen Kaffee mehr für dich. Verschwinde von hier. Lass mich und unsere Tochter in Ruhe. Du hast uns lange genug kaputtgemacht."

"Du schmeißt mich raus? Was willst du denn ohne mich machen? Du wirst betteln, dass ich zurückkomme, du Schlampe, als ob du allein leben könntest." Sein dreckiges Lachen widerte mich an. "Geh zu deinen Saufkumpanen, da wirst du schon irgendwo unterkommen. Und wenn nicht, ist es mir auch egal. Und deiner Tochter zuliebe lass uns in Ruhe. Das Kind ist in ihrem zarten Alter schon bloß noch ein Nervenbündel."

Und ich glaubte es kaum, er lachte noch mal höhnisch und ging. Ich rief ihm noch hinterher: "Halt, die Schlüssel bitte", und hielt ihm meine Hand hin. Er warf mir den Schlüssel vor die Füße und ging. Er war weg. Einfach weg. So einfach war das. Aber leider wusste ich, wozu er fähig war, deshalb freute ich mich nicht. Wer weiß, was er alles anstellte, dass ich ihn wieder reinlasse. Und so kam es dann auch. Schon in der nächsten Nacht wurde ich von lautem Gebrüll draußen geweckt. Michael tobte vor der Tür wie ein Verrückter. “Mach auf, du Schlampe, das Haus gehört schließlich auch mir, ich habe es schließlich gebaut.” Er krakeelte, tobte, trat immer wieder gegen die Tür. Meine Mutter wachte dadurch auch auf und rief die Polizei. Das hätte ich mich nicht getraut, ich hätte mich zu sehr geschämt. Die Beamten nahmen Michael mit und wir hatten unsere Ruhe. Schlafen konnten wir jedoch nicht mehr. Mareike legte sich zu mir ins Bett. Ich nahm sie ganz fest in meine Arme. Sie zitterte: “Mama, du lässt ihn nie mehr rein? Bitte, bitte nicht.” Oh je, mein armes Mädchen, welche Angst stand sie vor ihrem Vater aus. “Nein, mein Schatz, nie mehr. Ich lasse mich definitiv scheiden, das verspreche ich dir.” Ich streichelte sie noch lange, bis sie eingeschlafen war.

Dieses Spektakel wiederholte sich noch dreimal, dann kam die “Rosentour“. Ich machte ihm jedoch nie die Tür auf, war immer nur am Fenster. Ich hatte dermaßen Angst vor diesem Mann, dass ich ihm nicht gegenüberstehen konnte. Was, wenn er mich reinschubste und mich wieder zusammenschlug. Endlich war er raus und so sollte es auch bleiben. Da stand er dann jedes Mal mit einem großen Strauß Rosen und bettelte um eine neue Chance. Immer und immer wieder. Aber ich blieb standhaft. Nie wieder in meinem Leben sollte mir jemand Gewalt antun. “Verschwinde aus meinem Leben, du ekelhaftes Schwein!”, blaffte ich ihn an, nachdem er das fünfte Mal mit Rosen vor der Tür stand. Daraufhin schmiss er mir die Rosen ins Gesicht und kam nicht wieder. Ich hatte endlich Ruhe vor ihm.

Aber leider nicht vor meiner Mutter. Sie vereinnahmte mich komplett.
Jeden Tag musste ich mit ihr zum Friedhof. Es widerte mich so an. Aber ich gehorchte wie immer. Jeden Schritt, den ich tat, musste ich mit ihr absprechen. Sie rief mich jeden Tag auf

Arbeit an und machte mich fertig. Alles ohne Grund. Ich war eigentlich diejenige, die mal Ruhe brauchte nach 42 Jahren Gewalt und Demütigung. Aber das interessierte meine Mutter nicht. Sie war wichtig und der Mittelpunkt der Welt, so führte sie sich jedenfalls auf. Meine Tochter war 18 Jahre alt und zog zu ihrem ersten festen Freund. Er war etwas älter als sie und hatte schon eine eigene Wohnung. Ich fand es noch zu früh, aber ich konnte es ihr nicht ausreden.

21.

Im November 2007 lernte ich meinen jetzigen Ehemann im Internet kennen. Niemals wieder wollte ich einen Mann an mich heranlassen. Aber schon der erste Chat und das erste Telefonat waren toll mit ihm. Aber ich war vorsichtig. Chatten und telefonieren ja, aber mehr auf keinen Fall. Frank war sein Name, er war ein Jahr älter als ich und kam aus der Nähe von Frankfurt/Main. Das würde sowieso nichts werden, die Entfernung ist viel zu groß. So waren meine Gedanken. Aber Frank ließ nicht locker und wollte sich unbedingt mit mir treffen. Das taten wir dann einige Wochen später und wir waren beide bis über beide Ohren ineinander verliebt.

2008 zogen wir zusammen und 2011 haben wir in seiner Heimat geheiratet. Es war eine wunderschöne Hochzeit. Ich führe hier nicht alle Einzelheiten aus, denn die habe ich in meinem ersten Buch, "Papa, bitte tu das nicht", erzählt. Dort beschreibe ich auch, wie sich meine Tochter durch das ständige Verwöhnen meiner Eltern und die tagtägliche Gewalt zu Hause entwickelt hat.

Meine Mutter hat mir noch jahrelang das Leben schwer gemacht. Mein Mann hat es jedoch geschafft, mir etwas Selbstbewusstsein zu geben und ihr gegenüberzutreten und ihr zu sagen, was mir nicht passt und was nicht geht.

Ich hätte nie gedacht, dass ich noch mal das Glück habe, einen so tollen Menschen an meiner Seite zu haben. Durch Frank habe ich erfahren, was wahre Liebe ist. Ich musste 42 Jahre alt werden, um das leben zu dürfen, was das normale Leben ist. Meine Tochter versteht sich auch super mit ihm und er ist wie ein Vater zu ihr. Er macht alles für sie. Wenn sie ihn braucht, ist er da.

Für mich ist er auch immer da. Er nimmt mich so, wie ich bin. Wenn ich schlechte Tage habe und viel weine, nimmt er mich in den Arm und hält mich einfach nur fest. Er fordert nichts.

22.

Aber leider konnte ich meine Arbeit nicht mehr richtig machen. Unser Krankenhaus wurde privatisiert und ich wurde in die Innere Klinik versetzt. Eines Tages brach ich zu Hause, bevor ich auf Arbeit gehen wollte, zusammen. Mein Mann war zum Glück zu Hause. "So Schatz, bis hier hin und nicht weiter. Du kannst nicht mehr. Ich bringe dich jetzt zum Arzt." Ich bekam eine Überweisung zu einer sehr netten Psychiaterin und diese stellte mit mir einen Rehabilitationsantrag. So kam es, dass ich sechs Wochen in einer psychosomatischen Klinik behandelt wurde. Mein Mann besuchte mich an jedem Wochenende. Ich lernte tolle Menschen dort kennen, aber ich war trotzdem froh, als ich wieder zu Hause war. Ich wurde als arbeitsunfähig entlassen.

Eines Tages erhielt ich einen Brief von unserem Krankenhausdirektor. Ich hatte am 21.12.2016 einen Termin bei ihm. Sofort war panische Angst in mir. Was wollte er von mir? Ich zitterte am ganzen Körper, als ich an diesem Tag auf dem Weg ins Krankenhaus war. Mein Mann konnte mich leider nicht begleiten, weil er arbeiten musste. Als ich bei dem Direktor erschien, drückte er mir die Kündigung in die Hand. Wie fies können Menschen sein? Drei Tage vor Heilig Abend bekam ich die Kündigung. Ich fuhr gleich zu unserem Anwalt und er boxte eine kleine Abfindung durch.

Ich war total am Ende. Nicht mal zur Arbeit im Krankenhaus war ich mehr zu gebrauchen. Es schien mir unmöglich, arbeiten zu gehen. Ich konnte mir zu der Zeit nicht vorstellen, mit anderen Menschen zusammen zu sein und zu arbeiten. Das ging einfach nicht. Ich schaffte es nicht mehr, alles perfekt und es jedem recht zu machen. Dass man das nicht braucht und dass das auch niemand verlangen kann, lernte ich erst in einer zweijährigen Psychotherapie. Man kann nicht alles perfekt machen, man kann es auch nicht immer jedem recht machen. Ich hatte da völlig verschobene Ansichten und falsches Denken, es braucht lange, bis man das lernt, was man nie kannte. Ich habe heute noch Angst vor Autoritätspersonen.
Meine Hausärztin riet mir, eine Rente wegen Erwerbsunfähigkeit zu stellen. Da machte ich mir natürlich keine Hoffnungen, dass dieser

Antrag genehmigt wird. Es gibt wirklich kranke Menschen, die diese Rente nicht bewilligt bekommen, warum sollte ich die bekommen? Acht Wochen nach der Antragstellung musste ich zu einem Gutachter der Deutschen Rentenversicherung. Ich bebte wieder vor Angst. Doch es war ein sehr netter und verständnisvoller Psychiater und er sprach eine Stunde mit mir. Ich weinte fast die ganze Stunde durch. Zwei Wochen später hielt ich meinen Rentenbescheid bei voller Erwerbsunfähigkeit in den Händen. Es wurde für zwei Jahre genehmigt. Nach diesen zwei Jahren musste ich einen Folgeantrag stellen und dieser wurde bis 2021 genehmigt. Mein Mann und ich waren so glücklich. Mir geht es immer besser. Die Psychotherapie tut mir sehr gut. Zurzeit muss ich noch jeden Abend ein Antidepressivum einnehmen, aber das ist mir egal. Mir geht es gut, mal mehr, mal weniger. Aber im Allgemeinen kann ich sagen – es geht mir ganz gut.

23.

Ein perfektes Leben habe ich nicht, natürlich nicht, das wäre gelogen. Aber ich lebe glücklich. Das kann ich heute sagen. Ich muss jeden

Abend ein Antidepressivum einnehmen und wenn es ganz hart wird, etwas zum Schlafen. Die Vergangenheit holt mich doch noch ein, aber es wird besser. Ich habe gelernt, damit umzugehen. Mein Mann Frank hilft mir ungemein dabei.

Wir lieben uns, sind immer füreinander da. Wir sind auch Oma und Opa und das sind wir aus vollstem Herzen. Wir lieben unsere Enkelkinder über alles. Niemals wollte ich noch mal einen Mann in mein Leben lassen und jetzt bin ich froh, dass ich es doch getan habe. Ich habe gelernt, was wirkliche Liebe, Fairness und Ehrlichkeit bedeutet. Ich habe gelernt, Liebe anzunehmen und mich fallen lassen zu können.

Das gelingt mir jedoch nicht immer. Der Ekel vor mir ist fast allgegenwärtig. Ihn abzustellen, ist mir noch nicht gelungen. Ich denke auch, dass mir das nie gelingen wird, aber es wird besser. Für Frank ist das nicht immer leicht, aber er geht super damit um. Er geht so liebevoll auf mich ein.

Meine Haare trage ich wieder lang, d. h. bis zu den Schulterblättern. Frank liebt meine Haare und ich auch. Es zerrt mich ja auch keiner mehr daran von einem Zimmer in das nächste. Frank würde sich lieber eine Hand abhacken lassen, als mir wehzutun. Mein Gewicht liegt jetzt bei ca. 55 kg.

Wir sind selbstverständlich auch nicht immer einer Meinung. Das ist ganz klar und auch völlig normal. Wir streiten uns auch mal, aber ich sage immer, das sind "gesunde Streitigkeiten." Es wird nicht gebrüllt und wir beleidigen uns nicht. Wir diskutieren darüber und wenn es schlimmer wird, geht einer von uns meistens erst mal raus und raucht eine Zigarette. Dann sind wir beide etwas runtergekommen und können ganz normal weiterdiskutieren. Ich bin mir sicher, dass das gut und richtig so ist.
In den Therapien habe ich gelernt, mit meiner Angst und Panik umgehen zu können und mich anzunehmen, wie ich bin – ein liebenswerter Mensch.
Mir wird oft gesagt, dass ich ein toller, liebenswerter Mensch sei, dass ich jetzt richtig gut aussehe. Das kann ich jedoch leider nicht

annehmen. Für mich ist das nicht wahr und ich denke, dass es nur gesagt wird, um mir nicht wehzutun oder mir eine Freude zu machen. Ich bin fest davon überzeugt, dass ich nicht gut aussehe. Aber mein Mann und meine Freunde arbeiten daran, dass ich es ernst nehmen darf. Mal sehen, vielleicht schaffe ich es irgendwann.

Wir haben unser ganzes Haus renoviert. Frank hat nur den Kopf geschüttelt, was Michael für einen Pfusch zusammengebaut hat. Wir haben alles neu gemacht und Frank ist auf alle meine Wünsche eingegangen. Unser Schlafzimmer mussten wir in einen anderen Raum verlegen, da ich dort, wo es war, nicht schlafen konnte. Das ist jetzt mein Trockenraum für die Wäsche. Mehr geht nicht.
Wir haben auch komplette neue Möbel überall, sonst wäre es mir nicht möglich gewesen, in diesem Haus weiterzuleben. Ich habe zu viel Böses dort erleben müssen. Albträume plagen mich jedoch immer noch, Flashbacks genauso. Frank musste sein Haus nach der Scheidung verkaufen und da blieb etwas an Erlös über, sodass wir uns ein paar neue Möbel sofort leis-

ten konnten. Alles andere schafften wir uns nach und nach neu an.
Wenn Freunde bei uns sind, sagen sie immer wieder, wie schön wir es haben. Das macht mich unbeschreiblich stolz.

Über Michael weiß ich, dass er auch wieder geheiratet hat. Hoffentlich tat er ihr nicht dasselbe an, wie mir. Davon gehe ich jedoch leider aus. Er sah furchtbar aus. Extrem fett ist er geworden und ungepflegt. Was war er mal für ein hübscher Kerl. Alles weg. Michael ist ein alkoholkranker, sadistischer Mensch. Hoffentlich zieht seine Frau beizeiten die Reißleine.

Ich habe es geschafft, der Hölle meiner Kindheit zu entkommen.
Ich habe es geschafft, der Hölle meiner Ehe zu entkommen.
Ich bin unendlich dankbar für mein jetziges Leben.

Danksagung

Ich möchte meiner Tochter danken. Danke, Püppi, dass du immer für mich da warst, mich getröstet und den Notarzt so oft gerufen hast. Eigentlich hätte ich für dich da sein sollen, bei uns war es leider umgekehrt. Das tut mir so unendlich leid. Ich würde alles darum geben, du hättest diese Hölle nicht ertragen müssen und es wäre dadurch in deinem eigenen Leben leichter. VERZEIH MIR BITTE.

Tausend Dank dir, mein lieber Schatz. Ich liebe dich unendlich. Danke, dass du während des Schreibens an meinen Büchern alles ertragen hast und für mich da warst. Es war keine einfache Zeit, weil alles wieder hochkam und mich sehr mitnahm. Du hast mir Mut gemacht, hast mich festgehalten und mich weinen lassen.
DANKE MEIN ENGEL.

Einen ganz besonderen Dank möchte ich Frau Daniela Behr aussprechen. Sie ermöglichte es mir, meine Bücher zu veröffentlichen.
Auch Danke dafür, dass Sie mir bei all meinen

Fragen immer zur Seite standen. Für mich ist das nicht selbstverständlich. Es ist wie ein Traum für mich, meine eigene, schlimme Lebensgeschichte als Buch schreiben zu dürfen. Es tut gut, alles von der Seele schreiben zu können. DANKE DAFÜR!

Danke an Sie, lieber Leserinnen und Leser. Danke dafür, dass Sie mein Buch gelesen und somit einen kleinen Anteil an meiner Vergangenheit genommen haben. DANKE.

Ich wünsche Ihnen allen ein glückliches und gewaltfreies Leben.

Es gab eine Hölle vor dieser Hölle – Lesen Sie mehr von Martina Woknitz bei DeBehr

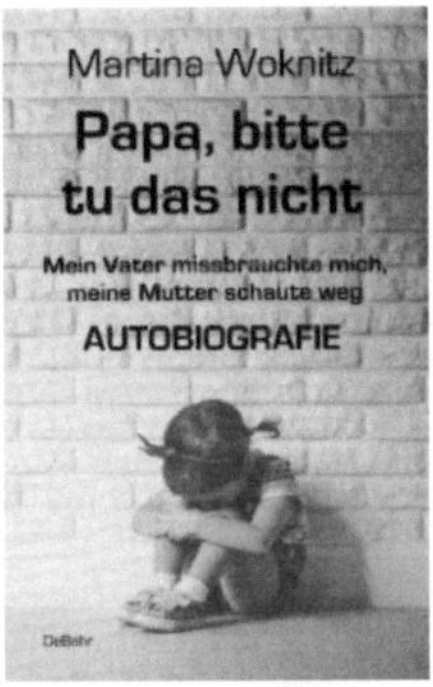

Die Kindheit der kleinen Martina ist von Anfang an von Missbrauch und Gewalt geprägt. Sie ist gerade einmal fünf Jahre alt, als ihr Vater sich das erste Mal an ihr vergeht. Als sich das kleine Kind hilfesuchend an die Mutter wendet, schlägt diese ihre Tochter für deren angebliche Lügen. Der Vater missbraucht sie in den nächsten Jahren und wird dabei immer brutaler. Es dauert lange, bis die mittlerweile junge Frau sich befreien kann. Doch dann betritt sie eine neue Hölle, brutalst und gewissenlos tyrannisiert ihr Partner sie und das gemeinsame Kind ... Ein erschütternder Tatsachenroman, der anderen Opfern helfen möchte, Mut zu fassen, das Erlebte zu verarbeiten, sich zu erheben gegen die Peiniger, zu erkennen, dass nicht die Opfer Schuld tragen, sondern die Täter - und endlich aus ihrem Schicksal auszubrechen.

198 Seiten Taschenbuch, 10.95€, ISBN: 9783957534989